中老年人常见眼病

李平余　编著

金盾出版社

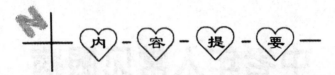

内-容-提-要

　　本书简要介绍了眼的构造和功能及眼的老年性变化，详细介绍了包括外眼疾病、泪器疾病、老视眼、老年性白内障、青光眼、颞动脉炎、玻璃体疾病、视网膜前膜和视网膜脱离、老年性黄斑变性、血液循环障碍引起的视网膜病变、全身疾病引起的视网膜病变、视神经疾病和老年低视力在内的中老年人常见眼病的病因、症状和体征、诊断、治疗、预后和预防。其内容科学实用，基础和临床并重，通俗易懂，图文并茂，适合眼科住院医生、全科医生和中老年人及其家人阅读。

图书在版编目(CIP)数据

　　中老年人常见眼病/李平余编著 ·— 北京 ：金盾出版社，2014.10(2018.8 重印)
　　ISBN 978-7-5082-9550-3

　　Ⅰ.①中… Ⅱ.①李… Ⅲ.①中年人— 眼病—防治②老年人—眼病—防治 Ⅳ.①R77

　　中国版本图书馆 CIP 数据核字(2014)第 157133 号

金盾出版社出版、总发行
北京市太平路 5 号(地铁万寿路站往南)
邮政编码：100036　电话：68214039　83219215
传真：68276683　网址：www.jdcbs.cn
北京军迪印刷有限责任公司印刷、装订
各地新华书店经销
开本：850×1168 1/32　印张：8　字数：164 千字
2018 年 8 月第 1 版第 4 次印刷
印数：9 001～12 000 册　定价：28.00 元

前　言

　　随着我国人民生活水平和医疗卫生状况的不断改善,人均寿命稳步增长。世界卫生组织发布的《2013年世界卫生统计报告》指出,2011年中国人均寿命已达76岁。目前,中国是世界上惟一老龄人口过亿的国家。随着寿命的延长,老年病的发病率也明显增加。统计显示,在60岁以上的老年人中,有近一半患高血压、糖尿病等慢性疾病。人到中年之后,随着年龄的增长,视觉功能不断发生老年性变化。老龄化过程的本身对眼睛就有明显影响,老年人眼睛的生理性变化有:泪液分泌减少和蒸发增加、眼睑的松弛度增加、视力下降、色觉敏感度下降、对光的敏感度下降、对比敏感度下降和晶状体的调节能力减弱等。生理性眼部变化常常伴随衰老与环境或疾病因素的相互影响,导致视力下降。例如,老年人特别容易发生白内障、青光眼、黄斑变性等眼病。此外,某些全身性疾病也会影响眼睛,导致视觉缺陷,如高血压性视网膜病变、糖尿病性视网膜病变等。

　　虽然老年人的眼部问题和眼病比年轻人多,但是采取适当的方法预防和矫正这些问题是完全可能的。比如,定期进行健康检查,早期发现糖尿病,及时控制血糖,就可防止发生糖尿病性视网膜病变。又如,有些眼病早期没有症状,如原发性开角型青光眼,通过眼科检查早期发现和治疗,完全可以避免视力的永久性丧失。

虽然老年性变化可减弱视觉功能,但是我们也应该看到,有些 80 岁以上的老年人仍然有较好的视力。老龄化是不可避免的,但并不意味着视力变化一定影响生活质量。有些很容易做到的事情,可以改变视力变化对工作和生活的影响。比如,在工作台、楼梯口,以及经常阅读的地方加强照明,就可以使老年人看得更清楚和避免发生滑倒等意外。

本书首先简明扼要地介绍了眼的构造和功能,可作为读者阅读后面内容的铺垫。其次,介绍眼部的老年性变化。主要篇幅阐述了中老年人常见眼病的病因、症状和体征、诊断、治疗、预后和预防。这些中老年人常见眼病包括外眼疾病、泪器疾病、老视眼、老年性白内障、青光眼、颞动脉炎、玻璃体疾病、视网膜前膜和视网膜脱离、老年性黄斑变性、血液循环障碍引起的视网膜病变、全身疾病引起的视网膜病变、视神经疾病和老年低视力。

本书力求通俗易懂,图文并茂,基础和临床并重。主要目的是帮助中老年朋友了解眼部的生理变化和常见眼病的早期发现、预防和治疗。本书对眼科住院医生、家庭医生、全科医生、基层医生、农村医生了解中老年人常见眼病也有所帮助。

首都医科大学附属北京同仁医院

北京同仁眼科中心　　李平余

北京市眼科研究所

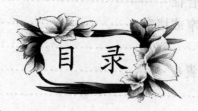

目 录

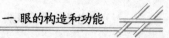

一、眼的构造和功能

眼球并不是真正的球形,而是由两个弯曲度不一样的单元组成。前单元较小,比较弯曲,称为角膜,与后面称为巩膜的较大单元相连接。角膜和巩膜相连接的环称为角膜缘。角膜占眼球前部的 1/6,后面 5/6 为巩膜。眼球的后面有视神经。角膜和巩膜构成眼球的外层,中层为虹膜、睫状体和脉络膜,内层为视网膜。

眼球外壳之内有房水、晶状体和玻璃体。房水存在于角膜与虹膜之间的前房和虹膜与晶状体之间的后房。晶状体由小带悬挂在睫状体之间。玻璃体占据眼球的大部分空腔。

临床上把眼球晶状体和晶状体以前的部分称为眼前节,晶状体以后的部分称为眼后节。

除眼球之外,还有眼球的保护结构(眼眶和眼睑)和附属器(眼外肌、结膜和泪器)。

眼球的构造见图 1。

(一)保护结构

1. 眼眶 两个眼球分别位于颅骨前方两个前大后尖的呈金字塔形的空腔内,这两个空腔称为眼眶(图 2)。两个眼眶一样,前面是宽大的开口,向后逐步缩小,后部为一小孔,容纳视神经通过,连接到大脑视觉中枢。

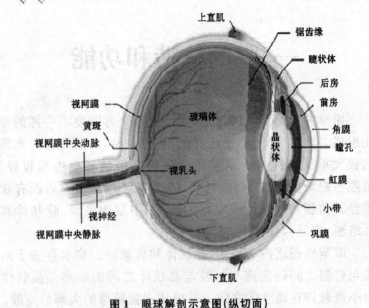

图 1　眼球解剖示意图（纵切面）

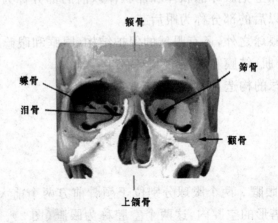

图 2　眼眶示意图

眼球的直径约为24毫米,约占据眼眶容积的25%,其余空间被围绕和支持眼球的眼外肌、血管、神经、眶内脂肪和结缔组织占据。眼球除最前面的角膜之外,大部分为眼眶所保护。眼睑在前面保护角膜和眶缘后的组织。

2.眼睑 眼睑位于眼球的前面,分为上睑和下睑。眼睑像两扇大门,保护眼球免受外界环境的影响,如光线和外伤。上下睑之间的裂隙称为睑裂。睑裂的内、外侧角分别称为内眦和外眦,眼睑的游离缘称睑缘(图3)。睁眼时,睑裂宽约30毫米,高约12毫米。眼睑内有软骨样的睑板,保持眼睑的形状,增强对眼睑的保护。每个眼睑的睑缘都有一排睫毛,它对触摸和接近眼球的尘埃非常敏感,在受到刺激后引起眨眼反射。眼睑含有维持泪液层的腺体。

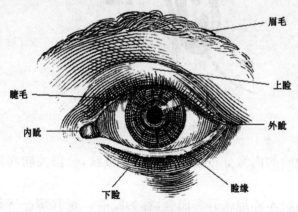

图3 眼睑示意图

眼睑由外层的皮肤、中层的肌肉、睑板和内层的结膜组成(图4)。眼睑内的几条肌肉共同工作,控制眼睑的开合。眼睑中层的环形眼轮匝肌收缩时,眼睑关闭。上睑内的提上睑肌收缩使上睑上提。有一条叫 Mueller 肌的平滑肌,维持眼睑的弹性和张力。提上睑肌发育不全可引起先天性上睑下垂。

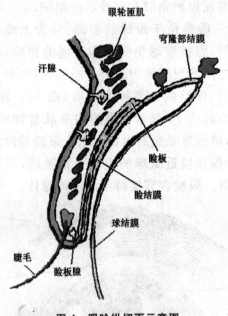

图 4　眼睑纵切面示意图

　　眼睑的内缘分布很多细小的睑板腺,分泌油脂润滑眼球表面。

　　眼睑不停地张开和闭合,称为眨眼。正常情况下每 5 秒钟眨眼 1 次。眨眼的目的是将泪液均匀分布到眼球的表面,同时清洁眼球表面存在的尘埃和碎屑。眨眼是一种自律活动,和心跳一样。由于气候、环境或身体状况的变化引起眼干时,眨眼的频率增加,努力保持眼球表面的湿润。眼球受到尘埃、炎症或异物的刺激时,眨眼的频率和速度加快。

（二）眼前节

1. 角膜　角膜为眼球前方的凸出部分,为半球形,直径约 11 毫米。角膜是一种非常独特的,没有血管的,光线可以通过的透明生物学组织。角膜最周边约 1 毫米宽的范围内透明度逐步丧失,称为角膜缘,为角膜和巩膜结合的部位。

角膜的主要功能是通过和聚焦光线。约 90% 的角膜由均匀排列的胶原纤维组成,这一层称为角膜的基质层,位于角膜的中层。其余 4 层构成角膜余下的 10%,前 2 层为上皮层和前弹力膜,后 2 层为后弹力膜和内皮层(图 5)。

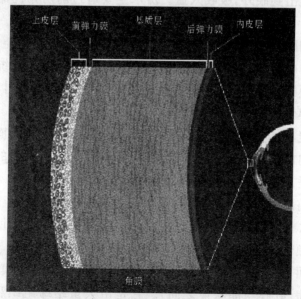

图 5　角膜构造示意图

2. 巩膜 巩膜起始于角膜缘,向后终止于眼球后面的视神经。巩膜为白色不透明组织,覆盖眼球表面的 95%。在眼球的最后面,巩膜形成筛孔样结构,称为筛板,神经纤维从筛板通过。巩膜的主要功能是保护眼球和为眼外肌提供附着点,使眼球能够灵活转动。

3. 前房、前房角和睫状体 角膜内皮和晶状体前表面之间的空间称为前房。前房内充满的液体称为房水。睫状体和虹膜根部相连,沿着眼球的内面向后到达视网膜的前面。房水由睫状体分泌入晶状体和虹膜之间的后房,然后通过瞳孔,到达前房。

房水不断流动,最后通过角膜周边和虹膜根部形成的前房角流出到眼外,吸收入血。房水主要通过前房角内的小梁网排出,小梁网有一定的阻力,以维持眼球内的压力。如果小梁网阻力过大,超过眼球的耐受水平,将损伤视神经,导致青光眼的发生。房水通过小梁网排出的途径称为传统房水排出通道。另外,有少量房水通过葡萄膜和巩膜排出,称为葡萄膜巩膜房水排出通道。

睫状体为环状组织,与虹膜相连,位于虹膜的后面。睫状体内的睫状肌除了控制晶状体形状变化之外,另外的重要功能是靠纵纤维的收缩和松弛控制房水的生成量。

前房、前房角、睫状体、房水的生成和排出见图 6。

4. 虹膜和瞳孔 通过角膜可以看见虹膜。我们所说的眼的颜色,实际上指的是虹膜的颜色。虹膜位于角膜与晶状体之间,它把眼前节分为两个空间:前房(角膜与虹膜之间)和后房(虹膜与晶状体之间)。它是由大量结缔组织和平滑肌纤维组成的,中央有孔(瞳孔)的圆盘状隔膜组织。虹膜从

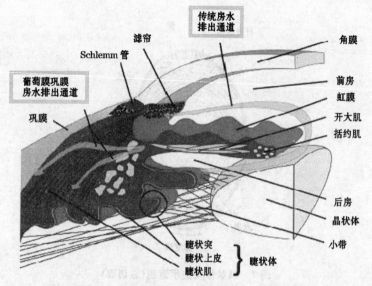

图 6　前房、前房角、睫状体、房水的生成和排出示意图
箭头显示房水的流动方向

前到后分为 3 层：上皮层、基质层、内皮层。

　　虹膜的主要功能是阻挡过多的光线进入眼内，根据光线的亮度控制瞳孔的大小。虹膜有两条作用相反的肌肉：括约肌（环形，围绕在瞳孔缘周围）使瞳孔收缩；开大肌（在虹膜内呈放射状排列，很像车轮的辐条）使瞳孔开大。副交感神经支配括约肌，交感神经支配开大肌。

　　5. 晶状体　　晶状体和角膜一样，也是透明结构。它与角膜的不同之处在于，角膜形状不会变化，而晶状体的形状可以变化，以增加和减少屈光力。

　　晶状体的形状类似凸透镜，位于虹膜的后面（图 1）。晶状体从前到后由 4 层组成：囊、上皮、皮质、核（图 7）。

7

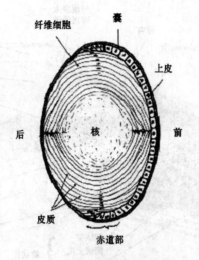

纤维细胞　囊　上皮　后　核　前　皮质　赤道部

图7　晶状体构造示意图(纵切面)

　　晶状体囊是包围在晶状体周围的一层有弹性的透明膜。囊不仅为晶状体提供光滑的光学表面，而且为小带提供附着点。晶状体囊有很强的弹性，始终保持一定的张力，使晶状体自然倾向于球形。晶状体周围有长且强有力的小带，一端附着在晶状体赤道部，另外一端与环形睫状体的睫状突连接，把晶状体悬挂在眼内。当睫状肌松弛时，小带张力最大，牵拉晶状体，使之变平，使眼聚焦在远处物体上。当睫状肌收缩时，小带松弛，晶状体在囊的弹性作用下变圆，屈光力增加，使眼能够看清近处的物体。

（三）眼 后 节

1. 视网膜 视网膜的大部分是一层透明的薄膜,位于眼球的最内层,相当于照相机的底片,作用是捕获外界物体在眼内形成的影像。视网膜是由感光神经组成的复杂系统,能够把接受的光波转换成电信号,然后通过视路传递到大脑的视皮质,进行影像处理。

每只眼的视网膜上有 650 万～700 万个视锥细胞,它们对亮光和颜色高度敏感。视锥细胞集中在黄斑部,黄斑中心凹只有视锥细胞,而没有视杆细胞。一旦视锥细胞色素被光线漂白,大约 6 分钟后才能再生。

每只眼的视网膜上有 1.2 亿～1.3 亿个视杆细胞,它们对暗光敏感。视网膜周边的视杆细胞密度最高,越靠近黄斑越少。视杆细胞不能感知颜色,这就是我们在夜间或暗光下难以分辨颜色的原因。视杆细胞的色素被光线漂白后,大约需要 30 分钟才能再生。

视锥细胞有缺陷或受到损伤引起色盲,而视杆细胞有缺陷或受到损伤引起夜盲。

黄斑是视网膜中央一个淡黄色的小圆形区(图 8),为我们提供最好的远视力。黄斑区的直径为 5～6 毫米。当我们直接看一个物体时,物体形成的影像正落在黄斑上。健康的黄斑使我们有正常的视力。有的人视力超过正常标准,可达到 2.0,可能是由于黄斑部视锥细胞的密度比常人大的缘故。黄斑的中心称为中心凹,中心凹的直径约为 1.5 毫米,此处只有视锥细胞,没有视杆细胞,视力最好。在检眼镜(眼底镜)下,黄斑中心凹是一个锐利的亮点。它是视网膜辨认颜色的主要部分。

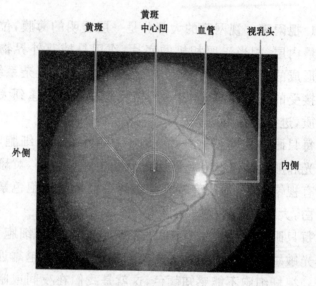

图8　黄斑和中心凹

2. 脉络膜　脉络膜位于巩膜和视网膜之间。它向前与睫状体连接,向后附着在视神经的周围。脉络膜由血管层组成,任务是供给眼球后部的营养。

3. 玻璃体　玻璃体是透明的凝胶状物质,充满眼球后部,约占眼球容积的 80%(图1)。玻璃体疏松地附着在视神经周围和黄斑部,而比较牢固地附着在睫状体后的视网膜的锯齿缘。玻璃体在前部和锯齿缘的连接有助于把前房和后房内房水分隔开。玻璃体在视神经周围与黄斑部的附着,有助于玻璃体紧贴视网膜。

玻璃体的主要功能是维持眼球的形状,支撑视网膜等周边组织,对眼球有减震和保护作用。

(四)视　路

视路是指从视网膜接受光信号到大脑枕叶视皮质形成视觉的整个神经冲动传递的通路。视路由视神经、视交叉、视束、外侧膝状体、视放散、视皮质 6 部分组成(图 9)

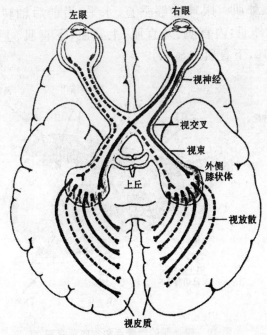

图 9　视路示意图

神经信号经视网膜初步处理后传递到神经节细胞的轴突,经视神经到达视交叉后分成两部分,一部分越过视交叉,经对侧视束到达外侧膝状体,另外一部分不交叉,经过同侧视束到达外侧膝状体。从外侧膝状体,信号继续前进到达视皮质,在这里对信号进行最后处理。

(五)眼的附属器

1. 眼外肌 眼球能够垂直、水平、沿前后轴转动,靠的是6条眼外肌:内直肌、外直肌、上直肌、下直肌、上斜肌、下斜肌(图10,下直肌未显示)。

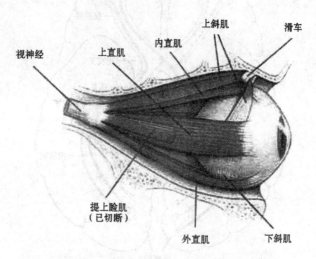

图10 眼外肌的附着点和走向示意图

每条眼外肌根据其附着点和走向,都有特殊的运动方式,使眼球产生一定方向的运动。

2. 结膜 结膜是一层黏膜,覆盖在眼睑的后面,反折向前覆盖眼球除角膜之外的前表面。整个结膜是透明的。结膜由 3 部分组成(图 11):①睑结膜。覆盖在眼睑的后面。②球结膜。覆盖在眼球前面巩膜的表面。③穹隆部结膜。睑结膜和球结膜在穹隆部的结合部分。

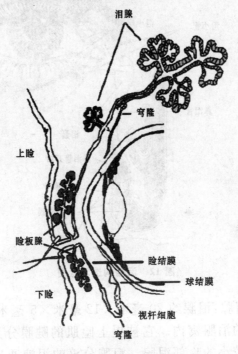

图 11 眼睑、结膜、泪腺纵切面示意图

睑结膜较厚,球结膜很薄,而且非常容易向前后移动。结膜透明,通过它可清晰地看见下面的血管。球结膜内的杯状细胞分泌的黏液,是角膜前泪液层的重要组成部分,保护和润滑角膜。

3. 泪器　泪器由泪腺、泪小点、泪小管、泪总管、泪囊和鼻泪管组成(图 12,泪腺未显示)。泪器的主要功能是分泌泪液,湿润眼球表面,防止细胞和组织干燥,使眼睑在眼球表面运动时减小摩擦;次要功能是将泪液排到鼻腔。

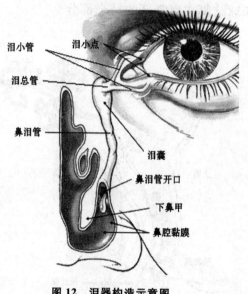

图 12　泪器构造示意图

(1)泪腺:泪腺约 20 毫米×12 毫米×5 毫米大,位于眼眶外上方的泪腺窝内。它被提上睑肌的腱膜分为较大的眶部泪腺和较小的睑部泪腺。泪腺分泌的泪液通过10～12 根排出管排到眼睑外侧的上穹隆部。

(2)泪道:为泪器的泪液收集部分。多余的泪液流到内眦部的上、下泪小点,经上、下泪小管,汇集到泪总管,然后排入泪囊。从泪囊向下通过鼻泪管排到鼻腔。

二、眼的老年性变化

（一）结构和功能的变化

老年性变化是人体逐渐发生的自然变化,人生经过儿童期、青春期、成年期,到达成熟阶段,最后进入老年衰退期。到达老年衰退期以后,身体发生明显变化,有大不如前的感觉。老年性变化是固有的、普遍的、进行性的、不可避免的全身性的有害变化。在老年衰退期,视力缺陷是主要的健康问题。眼组织的正常功能明显下降,眼病的发生率明显增加。在 75 岁以后,视力下降的主要原因是白内障（46%）、黄斑变性（28%）、青光眼（7.2%）和视网膜病变（7%）。

虽然老年性变化是不可避免的,但是眼和其他器官一样,衰老的速度,人与人之间并不完全相同。眼部的衰老变化通常是双侧的、对称的,尽管并不完全一致,但是相当典型。生理性视觉变化的表现不同,从影响日常活动到在实验室内用仪器测量才能够发现。如何区分视力的"正常"变化和可能引起严重问题的变化,是一项非常值得中老年人关注的问题。

1. 眼球 眼眶内脂肪变性、萎缩和减少,导致眼球内陷。眼球内陷表现为眼球向后,退缩到眼眶中。它影响眼睑的正常功能,有时引起眼睑内翻。眼球内陷常伴有眼睑松弛

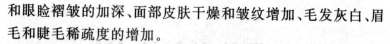

和眼睑褶皱的加深、面部皮肤干燥和皱纹增加、毛发灰白、眉毛和睫毛稀疏度的增加。

2. 眼睑　由于皮肤、眼轮匝肌、提上睑肌、睑板和眦部韧带的变化,引起眼睑松弛。这些变化成为若干眼睑疾病的发病基础,如下睑内翻、下睑外翻、腱膜性上睑下垂等。

较明显的眼睑皮肤褶皱和上睑下垂,可能是由于提上睑肌腱膜的老年性断裂和眼眶内脂肪萎缩所致。随着老年人年龄的增长,睑裂平均水平缩短 10%。

3. 结膜　结膜上皮层的数量减少和形态发生变化。结膜基质层内的胶原减少,对 Tenon 筋膜附着力减小,导致结膜容易移动。球结膜的血管排列异常,其中的毛细血管变得脆弱,容易发生结膜下出血。

4. 泪液　老年人随着年龄的增长,泪液产生逐步减少,常有睑缘形态的改变和睑板腺分泌减少。随着老年性变化的发展,眼睑松弛,眼睑闭合能力减弱,引起泪膜不能正常分布,导致泪膜表面张力增加和泪液过早蒸发,引起眼部干燥。同时,泪泵作用的减弱和泪小点移位常常导致泪溢,这就是老年人虽然泪液分泌减少,但常常有流泪现象的原因。

5. 角膜　角膜是眼内首先聚焦光线的最有力的固定"透镜",大部分进入眼内的光线由角膜聚焦。虽然角膜的形状不像晶状体那样发生改变,但是和晶状体一样,也随着年龄的增长而逐渐变厚,使进入眼内的光线散射增加。角膜变厚也影响其本身的聚焦能力,结果导致视力下降、眩目和对比敏感度下降。

维持角膜的透明靠的是角膜内皮细胞。随着老年性变化的进程,内皮细胞的密度下降,形态发生变化,使角膜对外伤和内眼手术比较敏感和脆弱。

角膜敏感度随着年龄增长而下降,40岁以后下降迅速。当睫毛或沙子进入眼睛时,异物感常不明显。这对老年人戴角膜接触镜可能是一个优点,比较容易接受。但是,缺点也很明显,角膜损伤后不觉疼痛,而不能及时就医。

老年人的角膜缘常发生退行性变化,脂类或其他物质的沉积和结缔组织变薄,形成老人环。

6. 前房 前房的深度随年龄的增长而变浅,从年轻时的3.6毫米减少到70岁时的3.0毫米。主要原因是晶状体的持续生长,挤压了前房的空间。前房变浅使前房角变窄,增加房水排出的阻力,最终可能导致青光眼的发生。

7. 瞳孔 瞳孔位于虹膜中央,是光线进入眼内的通道。随着年龄的增长,瞳孔越来越小,随着晶状体透明度的下降,使进入眼内的光线越来越少。瞳孔平均直径,20岁时白天为4.7毫米,晚上为8毫米;到50岁时下降到白天3.5毫米,晚上5毫米;到80岁时下降到白天2.3毫米,晚上2.5毫米。老年性缩瞳的确切原因至今不明,一般认为是虹膜开大肌纤维萎缩的结果。

8. 睫状体和晶状体 晶状体是眼内的第二"透镜",通过改变其形状,进一步聚焦进入眼内的光线。晶状体在出生时就有弹性,形状可以变化。随着年龄的增长,晶状体逐渐失去弹性而越来越硬。超过一定时间,晶状体丧失大部分弹性,使视线不能再聚焦在近处物体上。虽然在整个生命过程中,晶状体不断变化,但是能够注意到这种变化是在40岁左右,当阅读发生困难时。

晶状体变化的最主要结果是导致老视眼的发生。老视

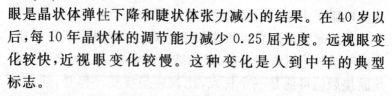

眼是晶状体弹性下降和睫状体张力减小的结果。在40岁以后,每10年晶状体的调节能力减少0.25屈光度。远视眼变化较快,近视眼变化较慢。这种变化是人到中年的典型标志。

老视眼导致中老年人看近处物体出现困难,影响阅读、书写等日常活动,是全世界最常见的折磨人的眼部问题。

晶状体的蛋白质也发生化学变化,使晶状体逐渐变黄和透明度下降,越来越混浊。晶状体的混浊称为白内障。

9. 玻璃体　健康青年人的玻璃体是透明的凝胶状物质,呈均匀的蛋白色。随着年龄的增长,玻璃体液化,越来越稀薄。玻璃体的液化使老年人可以看到其中的漂浮物。漂浮物是聚集在眼内的细胞团块,沉积在眼的底部。玻璃体液化以后,漂浮物就不再稳定地停留在眼球的底部,当眼球运动时,根据运动的情况,它在玻璃体内漂浮,使患者在眼前看到各种形状的黑影。一般来说,玻璃体漂浮物是良性的,虽然使患者感到十分烦恼,但不影响视力。

另外一种相当常见的变化是玻璃体从视网膜上脱离,即玻璃体后脱离。其表现也是出现玻璃体漂浮物,但是可能伴有视网膜裂孔和视网膜脱离,而导致视力丧失的严重后果。

10. 脉络膜　老年性变化导致脉络膜血流减少,引起感光细胞的营养不良。脂类和感光细胞废弃物质的聚集引起玻璃膜疣(drusen)。玻璃膜疣是视网膜色素上皮层和脉络膜玻璃膜的内胶原带之间的细胞外沉积物。玻璃膜疣可分为硬玻璃膜疣和软玻璃膜疣两大类。软玻璃膜疣可导致新生血管形成,而硬玻璃膜疣并不一定是黄斑变性的先兆。有

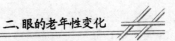

些研究发现,小的硬玻璃膜疣存在于 95% 的人中。软玻璃膜疣的钙化通常发生在玻璃膜疣退化和视网膜色素上皮层萎缩之前。软玻璃膜疣的数量、大小和融合的增加,预示老年性黄斑变性患者有发生脉络膜新生血管形成的危险。

11. 视网膜、视神经和视皮质 随着年龄的增长,视网膜和视神经的神经纤维逐渐减少,视皮质的细胞减少和萎缩。视网膜色素上皮层为视网膜提供营养,吸收过量的光线,避免眼内光线的散射。随着年龄的增长,色素上皮的细胞变得越来越不规则,使色素上皮不能充分吸收过量的光线,控制光线散射的能力大大削弱,使老年人出现眩目。视网膜的后层由光感受器视锥细胞和视杆细胞组成,它们把光能转化为神经信号。随着年龄的增长,视网膜细胞逐渐减少,幸存下来的细胞排列方向常常不规则。这种在方向上的改变,导致进入眼内的光线不能以相同的角度到达光感受器,也增加老年人的眩目现象。

光感受器内视紫质再生缓慢,视杆细胞随着年龄增长而减少(减少可达 30%),加上老年性缩瞳,导致夜间视力的下降。60 岁老年人接受的光的强度仅为 20 岁青年人的 1/3。随着老年性变化的发展,视网膜神经成分逐步减少和废弃物质在视网膜下不断沉积,使色觉和对比敏感度逐渐下降。视网膜各层的老年性变化,可引起黄斑病变,导致视力丧失。

脑的其他部分也随着年龄的增长经历细胞减少的过程。脑的视觉系统由很多不同的神经通路组成。每一条通路对一种特殊的视觉形式做出反应,并且把感觉信息传递到脑的特殊部位。所有神经通路的神经元都随年龄的增长而逐步减少。因为脑部的神经元不能再生,所以细胞的死亡导致接受不同形式的视觉刺激的能力减弱。神经细胞死亡的另外一个结果是反应时间变得缓慢,因此老年人视觉系统对光的反应比年轻人慢得多。

　　脑还进行着影响老年人整个视觉系统功能的化学变化。体内神经元传递信息靠的是一种称为神经递质的化学物质。当体内产生过多或过少的神经递质时,神经元就不能适当地传递信息。随着年龄的增长,脑产生的神经递质越来越不正常,从而影响视觉系统对信息的传递。

(二)视觉的变化

　　1. 需要更高的照明水平　老年人需要更高的照明水平,是因为进入眼内的光线比年轻人少得多。这是眼部解剖变化的综合结果:①瞳孔直径明显减小,阻碍光线进入眼内。②晶状体发黄和混浊。科学家估计,老年人视网膜接受的光线比年轻人弱3～4倍。20岁年轻人接受的光线比80岁老年人强6倍。在黑暗的环境中,20岁年轻人接受的光线比80岁老年人强16倍。

　　2. 眩目的敏感性增加　眩目是视力不好的老年人经常抱怨的问题之一。眩目有几种类型,每种类型都是不同类型的光线和视觉系统变化相互作用的结果。散射光均匀地照射视网膜,产生面纱样眩目,有如汽车挡风玻璃向内反射的光线。当眼睛接受强光,常常导致后像的产生,引起暗点样眩目。当受到极强的光线刺激时,产生晃眼的眩目,有如注视灯泡内的灯丝。

光感受器的方向是一个重要的解剖问题,因为它影响对进入眼内的光线和眩目的感觉。健康眼在正常情况下,光感受器的排列有一定角度,通过瞳孔进入眼内的光线直接照射到光感受器的顶部,防止光线的散射。在老年人的眼内,光感受器排列紊乱和方向异常,对光线的反应减少。因为光线不能够完全穿过光感受器的长轴,不能够穿过整个光感受器,因而不能激发产生对光线做出反应的足够化学物质。在老年人的眼内,不但通过瞳孔的光线不能直接照射光感受器的顶部,而且部分光线被视网膜色素上皮层反射和被玻璃体漂浮物散射,使光感受器对进入眼内的光线反应下降。这种情况导致老年人对眩目的敏感性增加。

3. 辨色力下降 老年人的晶状体变黄,相当于一个短波滤色镜,看到的紫色和蓝色不够鲜艳。对于浅淡的色彩,不管什么颜色,老年人区分它们都比较困难。特别表现在对以下颜色的区分:深蓝色和棕色或黑色、蓝色和绿色或紫色、粉红色和黄色或浅绿色。

黄斑中心凹细胞减少,是老年人辨色力下降的另外一个原因。中心凹含有密集的感受色光的感受器——视锥细胞。随着年龄的增长,中心凹的感光细胞逐渐减少,接受的重要的颜色信息越来越少。老年人需要更强的光照来影响对颜色的区分。

4. 对比敏感度下降 辨色力不好和对比敏感度下降,使老年人分辨物体的边界出现困难。"对比"这个词的含义是指一个刺激物不同部分之间亮度的差别,如黑板和黑板上写的字,以及物体的边缘。例如,黑板上的"视力"两个字大小完全相同,在擦干净的黑板上,字是白色,背景为黑色,对比明显,容易辨认;而写在没有擦干净地方的"视力"两个字也是白色,但与灰白色的背景对比不明显,难以辨认(图13)。这说明辨认的难易不仅与物体的大小和距离有关,而且与观察目标和背景的对比度有关。简单地说,这就涉及对比敏感度。老年人对比敏感度下降,需要高对比度的刺激,如白色背景上的黑色字。对比敏感度与物体的大小有关,换句话说,刺激物越大,对比敏感度不好的老年人遇到的问题就较少。

由于眼内光线的散射和晶状体的荧光增加,对比敏感度随年龄的增长而明显下降。

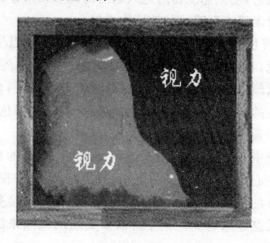

图13 黑板上"视力"二字因背景的差异而使辨认的难易度不同

5. 视力下降 老年人眼部解剖和神经的变化使视力下降。视力下降是老年人眼内构造综合性变化的结果,包括黄斑中心凹细胞的减少、晶状体和玻璃体透明度下降、辨色力和对比敏感度下降、眼内光线散射和眩目的增加等。

6. 明暗适应时间延长　从较暗的室内走到室外明亮的阳光下,或者从室外明亮的阳光下走进光线较暗的室内,老年人需要的适应时间比年轻人多2～3倍。

在光线变化时,老年人瞳孔的调节能力下降,对眩目的耐受性下降,导致从暗处到明处的适应时间延长,反之亦然。换句话说,老年人需要更多的时间适应亮度水平的变化。

老年人的暗适应明显下降,原因是视网膜光感受器内视紫质再生的延缓。

7. 深度觉下降　由于晶状体发黄、辨色力和对比敏感度下降,老年人对距离的准确判断出现困难,如楼梯和马路牙子的高度、浴缸的深度等。深度觉的下降使老年人容易跌倒和骨折。在不熟悉的环境中,老年人要特别注意安全,最好有人照顾。

8. 调节能力下降　离眼5米之内的物体,反射进入眼内的光线不是平行光线,而是分散光线。物体离眼球越近,反射光线的分散程度越大。这种光线通过眼的屈光系统形成的焦点,必然位于视网膜之后,而导致视网膜上的影像模糊。理论上解决这个问题的途径有二:一是使眼球变长,把视网膜移到焦点位置上,这是使用照相机采用的办法,人眼无法做到;二是增加眼球的屈光力,这是眼球采用的方法。眼球的屈光力,角膜提供2/3,晶状体提供1/3。眼球只能改变晶状体的凸起度,而不能改变角膜的形状。人眼通过改变晶状体的弯曲度,达到改变屈光能力的目的。晶状体越凸,屈光力越强,眼球的这种功能称为调节。

透镜和眼球的屈光力都用屈光度表示。平行光线通过

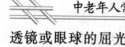

透镜或眼球的屈光系统在1米处形成焦点(F),该透镜或屈光系统的屈光力被定为1屈光度。屈光度(D)与焦距(f)成反比,焦距越短,屈光度越大。

人们习惯把1.00屈光度(D)说成"100度"。医生问:"你的近视多少度?"患者回答说:"1 000度。"而实际上患者的近视只有10.00屈光度。显然,这是一般人把眼镜处方上屈光度数字的小数点省略了,习惯成自然,现在已被人们广泛使用。在本书中,笔者使用标准单位,请读者阅读时注意。

睫状肌松弛和晶状体硬化导致中老年人的调节能力下降,以致聚焦在近处物体出现困难,如阅读报纸、书写、缝纫等。眼的这种变化称为老视眼。

9. 周边视野缩小 周边视力或周边视野的丧失最常见的原因是青光眼。此处要讨论的是老年性变化引起的周边视力的丧失。周边视野随着年龄的增长逐渐缩小,每10年大约缩小3度。到了70~80岁,周边视野缩小20~30度。

视野缩小的最严重后果是容易发生交通事故,在街上行走容易被交通工具碰撞,开车容易出交通事故,撞人或撞到其他物体。老年人出门要特别注意安全。为了自己和他人的安全,最好不要开车。

10. 应对措施 不同年龄阶段的中老年人眼部问题和相应措施见表1。

表1　中老年人的眼部问题和相应措施

年　龄	眼部问题	相应措施
40岁以后	①发生老视眼 ②发生干眼和电脑视觉综合征*的危险性增加	①至少每2年进行一次眼科检查 ②配矫正眼镜 ③吃富含ω-3脂肪酸和抗氧化剂的食物
50岁以后	①发生白内障、青光眼和黄斑变性的危险性增加 ②老视眼加重 ③绝经后的妇女发生干眼综合征的危险性增加	①继续常规眼科检查 ②矫正老视眼,可能需要双焦点或多焦点眼镜 ③征询眼科医生的意见,检查目前服用的药物中有没有影响视力和可引起干眼综合征的药物
60岁以后	①发生常见的与年龄相关的眼病(见50岁以后栏)的危险性明显增加 ②在照明不足的情况下,视力明显下降 ③视觉受到干扰,如出现玻璃体漂浮物	①除常规眼科检查之外,要每年进行全身检查,特别注意可引起眼部问题的情况,如糖尿病 ②阅读时使用较亮的照明 ③明暗环境变化时,需要增加眼部的调节时间 ④如果玻璃体漂浮物突然出现(可能为视网膜脱离),应该马上到眼科检查
70岁以后	①该年龄组的大多数人已经患有或即将发生白内障 ②辨色力下降 ③视野开始缩小	①治疗白内障的惟一方法是白内障摘除术 ②为了增加对比敏感度,可使用特殊的镜片 ③外出和开车时要特别注意安全

注:＊电脑视觉综合征(computer vision syndrome,CVS)是长时间使用电脑出现的一种眼部问题,症状包括视疲劳、干眼、视力模糊、聚焦时间延长、对光敏感、头痛、颈痛和肩痛等。研究发现,这种眼部问题十分普遍,在使用电脑的人群中占50%～90%。如果已经有其他眼部问题,如近视眼或散光、需要戴眼镜而不戴、戴度数不适合的眼镜,则更容易出现该综合征。40岁以上的人,由于

老视眼,也容易出现该综合征。目前没有证据显示该综合征对眼睛有长期损害,如引起白内障。缓解电脑视觉综合征的方法如下。

(1)消除显示屏上眩目的光:改变周围的光照环境,消除显示屏上令人眩目的光。如果附近的窗户引起眩目的光,则移动显示器,拉上窗帘,直到显示屏上眩目的光消失。

(2)调整电脑桌的位置:研究发现,电脑显示器的最佳位置是稍微低于眼睛的水平,距离面部50~70厘米,这个位置可以缓解颈部和眼部的紧张。

(3)使眼睛得到休息:使用电脑时,每20分钟左右离开显示屏,注视窗外或环视室内约20秒,使眼睛得到休息。眨眼可以保持眼部湿润。如果感觉眼干,可以使用润滑眼部的滴眼剂,如人工泪液、玻璃酸钠滴眼液等。

(4)调整显示器:如果使用电脑时感到不舒服,可调整显示器的亮度、对比度、字体的大小,直到感觉舒服为止。

三、外眼疾病

（一）眼睑外翻

眼睑的边缘离开眼球表面向外翻转称为眼睑外翻。严重的眼睑外翻表现为眼睑全长的外翻、眼睑内表面暴露、角膜暴露、流泪、睑结膜角质化，刺激症状明显，可导致视力丧失（图14）。轻度眼睑外翻仅有部分松弛的眼睑向外，离开眼球。

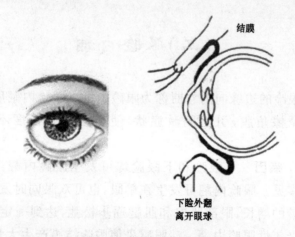

结膜

下睑外翻
离开眼球

图14　严重下睑外翻示意图

27

1. 病因 眼睑外翻主要发生在下眼睑。老年人随着年龄的增长，眼部肌肉的张力逐步减退，肌腱延长。这些肌肉和肌腱本来可以维持眼睑和眼球紧密接触，松弛以后，眼睑就开始下垂和外翻。

2. 诊断 眼睑外翻使睑结膜的表面暴露，很容易被发现和诊断。在正常情况下，闭眼时上睑和下睑紧密闭合，预防眼外伤和防止泪液蒸发。每一次眨眼时，眼睑都将泪液均匀地涂布在眼球表面，以保持其湿润。然后泪液通过眼睑内侧的泪小点排入鼻泪管。眼睑外翻的患者，因为眼睑的边缘离开眼球，泪液不能通过泪小点正常排出，而引起刺激、过度流泪、眼部干燥和异物感等症状和体征。

3. 治疗 人工泪液能够缓解眼睑外翻引起的症状。彻底根治需要手术矫正。

（二）眼睑内翻

眼睑的边缘向内卷曲称为眼睑内翻。眼睑内翻后，睫毛持续摩擦角膜，引起刺激症状，使患者感到极度不适（图15）。

1. 病因 上眼睑和下眼睑均可发生眼睑内翻，下睑内翻较多见。眼睑内翻可发生在单眼，也可双眼同时发生。随着年龄的增长，眼部肌肉和肌腱逐步松弛，达到一定程度可引起老年性眼睑内翻。沙眼感染使眼睑结膜产生大量瘢痕，瘢痕收缩牵拉，使眼睑内翻，主要发生在上眼睑，称为瘢痕性眼睑内翻，是 60 岁以上老年人最常见的眼睑内翻。感染、炎

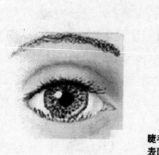
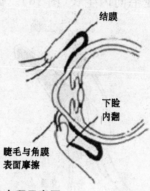

结膜

下睑
内翻

睫毛与角膜
表面摩擦

图15　下睑内翻示意图

症或外伤(包括眼部手术)对眼部的刺激,可引起急性痉挛性
眼睑内翻。

2. 症状和体征　眼睑内翻的症状主要由睫毛和眼睑
对角膜的摩擦而引起:①总是感觉眼内有异物。②球结膜
和睑结膜充血。③眼部刺激和疼痛。④对光线和风沙敏
感。⑤过度流泪。⑥有黏液性分泌物和眼睑结痂。⑦视
力下降。

3. 并发症　眼睑内翻最严重的并发症是睫毛和眼睑持
续摩擦角膜,引起角膜外伤和溃疡,可导致永久性视力丧失。

4. 治疗　在手术矫正眼睑内翻之前,可用润滑性眼药
水和眼药膏保护角膜,防止外伤。药物治疗只能缓解症状和
暂时保护角膜,眼睑内翻必须用手术矫正。

(三)倒　睫

睫毛从离开眼球的方向改为向眼球的方向生长称为倒

睫,即睫毛向内生长(图16)。倒睫可涉及一根或多根睫毛。

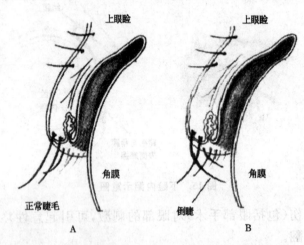

图16　正常睫毛(A)和倒睫(B)示意图(眼睑纵切面)

倒睫是一种常见的睫毛异常,全世界大约有1 000万人患沙眼性倒睫。如果倒睫患者不进行治疗,有发生不可逆性失明性角膜病变的危险。一根睫毛就可以引起角膜擦伤,而且不断地损伤角膜。如果发生感染,将发生角膜溃疡。角膜溃疡可导致角膜穿孔、眼内炎,最终失去眼球。因此,不要把倒睫看成小问题,如果发生,应该及时到眼科检查和治疗。

1. 病因

(1)沙眼是引起倒睫的最常见原因。

(2)眼睑内翻使睫毛倒向眼球。

(3)睑缘炎是常见的眼睑感染,也可引起倒睫。

(4)有一种罕见的情况,患者除有一行睫毛之外,生长第二行睫毛,称为双行睫。第二行睫毛的生长方向不向外,而是向眼球方向生长。

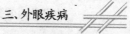

2. 症状　倒睫患者可能不知道自己有倒睫,但会感觉到睫毛对角膜和结膜的持续接触和刺激。有些倒睫患者感觉有一根针刺到眼球。倒睫不断摩擦角膜,引起疼痛和刺激,有时候引起角膜擦伤。如果这种情况不断发展可发生炎症和视力丧失。

3. 诊断　在常规眼科检查中,很容易发现和诊断倒睫。医生用裂隙灯检查眼睑,倒睫将无处遁形。

医生在荧光素点眼后,用裂隙灯检查,以确定倒睫和倒睫造成的眼部损害。

4. 治疗　根据倒睫的数量和发生倒睫的原因,有以下几种治疗方法可供选择。

(1)拔毛:用特殊的镊子把向眼球方向生长的睫毛拔掉,是最简单的治疗方法。如果只有1~2根倒睫,可考虑使用这种快速简单的方法。拔掉的睫毛将在2~3个月后重新长出。因此,这只是权宜之计,达不到根治的目的。

(2)电解毛囊:把电解针插进睫毛的毛囊,用适当的电流破坏毛囊,防止睫毛再生长。适用于少量倒睫。有报告说,成功率达80%;也有报告说,效果不是很满意,复发率高达40%~50%。

(3)手术:对于严重病例,可用眼睑手术矫正倒睫。手术可以改变睫毛的生长方向,或者把倒睫生长的皮肤切除。大多数倒睫矫正术快捷和安全,仅需在局部麻醉下进行,效果持久。

(四)眼睑颤搐

眼睑颤搐是指一侧或双侧眼睑一次或一系列的不自主

运动,就是俗话所说的"眼皮跳"。民间广泛流传眼皮跳是祸福的预兆,西方也有"做了错事就出现眼睑颤搐"之说。显然,这些都是无稽之谈。

轻度眼睑颤搐非常普遍,特别是在中老年人。少数病例有严重眼睑颤搐,强制眼睑闭合,而且扩散到眼周的其他部分,包括眉毛、嘴和颈部。

1. 病因 眼睑颤搐的确切原因尚不清楚,但是学者一般认为与控制肌肉运动的脑神经功能异常有关。干眼的症状常常在眼睑颤搐之前或同时发生。有些研究指出,干眼可触发眼睑颤搐。眼睑颤搐可在家族中出现,似乎与遗传有关。有些药物也可引起眼睑颤搐,如治疗帕金森病的药物。精神压力大、角膜或结膜受到刺激、疲劳、缺乏睡眠、长时间注视电脑显示屏或电视、摄入过多咖啡因等也可引起眼睑颤搐。

2. 症状

(1) 保持睁眼有困难,可能持续几小时。

(2) 不能控制的瞬目(眼睑迅速张合)。

(3) 不能控制的眨眼。

(4) 不能控制的斜视。

(5) 眼睑颤搐可在一天中周期性出现和消失。

(6) 眼睑颤搐出现的频率,白天多于夜间。

(7) 当集中精力完成任务时,眼睑颤搐减少或消失。

(8) 对光线敏感(怕光)。

(9) 有时眼睑颤搐可使视力模糊。

(10) 感觉眼干燥。

3. 治疗指征 大多数患者不自主的眼睑运动会自行消

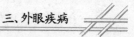

失,仅令人烦恼而已,无须治疗。如果出现以下情况,需要到眼科检查和治疗。

(1) 眼睑颤搐持续超过1周。

(2) 眼睑颤搐迫使闭眼,妨碍正常视力。

(3) 颤搐扩散到面部的其他部位。

(4) 眼发红、肿胀和有分泌物。

(5) 上眼睑下垂。

4. 治疗

(1)缓解紧张情绪、增加睡眠、减少咖啡或茶的饮用量、干眼患者用人工泪液点眼、按摩眼睑,有助于缓解轻度的眼睑颤搐。

(2)对于严重的眼睑颤搐有两种基本治疗方法,即药物治疗和手术治疗。

①口服药物。如地西泮(安定)、苯海索(安坦)、卡马西平等药物。药物治疗的效果不确定、不持久,因人而异。

②肉毒杆菌注射。在眼睑和眼睑周围注射肉毒杆菌,90％的患者眼睑颤搐可完全缓解,但大多数患者需要重复治疗。可能引起的并发症有眼睑下垂、视力模糊、复视、过度流泪等。

③手术。清除眼睑周围的部分肌肉,仅用于非常严重的病例。

5. 预防

(1) 缓解压力和紧张情绪。

(2) 增加睡眠时间,使眼部肌肉得到充分休息。

(3) 从事需要长时间用眼的工作(如使用电脑)时,增加休息时间和次数。

(4) 针灸、太极拳、气功、瑜伽等有助于眼睑松弛。

(五) 沙 眼

沙眼是一种影响眼睑、结膜和角膜的感染性眼病。沙眼衣原体引起沙眼。沙眼衣原体是一种介于病毒和细菌之间的致病微生物。

沙眼是可预防的主要致盲原因之一。根据世界卫生组织的统计,全世界大约有 8 000 万人患活动性沙眼。

新中国成立前,沙眼是我国的主要致盲原因。新中国成立后,特别是改革开放以来,人民生活水平和卫生条件不断提高和改善,城市中沙眼的发病率已经很低。但是在比较落后的农村地区,沙眼依然广泛存在。

各种年龄的人都可患沙眼,特别是儿童。叶丽南和杨晓梅在 1983 年《老年性眼病调查报告》中指出,在老年人中沙眼占 69.5%,仅次于居首位的角膜老人环(占 81.4%)。

1. 病因   沙眼由沙眼衣原体的某些亚型引起。这些微生物也可引起性传播疾病。沙眼由感染者的眼和鼻腔的分泌物通过接触传播。手、衣服、毛巾、手绢皆为传播媒介。在发展中国家,苍蝇是主要传播媒介。沙眼衣原体由我国科学家汤飞凡和张晓楼等于 1956 年成功分离,这是我国科学家对世界眼科学和微生物学的巨大贡献。

2. 临床表现   沙眼早期通常只有轻微不舒服的感觉,到了疾病的晚期可影响眼睑和结膜。感染时睑结膜充血、变红,如果不治疗,沙眼衣原体常反复感染,导致睑结膜瘢痕形成。瘢痕收缩牵拉眼睑,使睑缘内翻,产生倒睫。睫毛不断摩擦角膜,引起严重刺激症状,流泪、疼痛。角膜被擦伤后形成瘢痕,导致视力下降和失明。

沙眼的所有症状,上眼睑均比下眼睑严重。晚期瘢痕形成,上眼睑呈S形弯曲。此外,眼睑的润滑腺组织,包括泪腺皆受到影响,导致眼睛极度干燥,使症状更加严重。

3. 沙眼的分期　世界卫生组织将沙眼的发展分为以下5期。

(1)炎症-滤泡期:感染开始,上睑结膜出现5个以上的滤泡。滤泡是一种含有淋巴细胞的小隆起。

(2)炎症-剧烈期:眼的刺激症状明显,眼睑水肿。有高度传染性。

(3)眼睑瘢痕期:反复感染导致睑结膜瘢痕形成。检查时可见瘢痕为线条状,在放大镜或裂隙灯下非常明显。眼睑变形,形成眼睑内翻(图17A)。

(4)倒睫期:瘢痕引起的眼睑变形持续发展,导致睫毛向内生长,不断摩擦角膜。大约有1%的沙眼患者发展到该期。

(5)角膜混浊期:最常见的是上睑炎症影响角膜。持续炎症和睫毛的不断摩擦导致角膜混浊(图17B)。如有继发感染,可导致角膜溃疡,最终引起部分或完全失明。

4. 并发症　沙眼是一种容易发现和治疗的眼病。由于某些地区环境和治疗条件的限制,反复感染可导致的并发症有:①睑结膜瘢痕形成。②眼睑变形。③眼睑内翻。④倒睫。⑤角膜瘢痕形成和混浊。⑥部分或全部视力丧失。

5. 诊断　大多数沙眼患者在开始阶段没有明显的症状

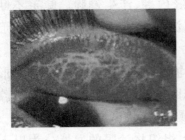 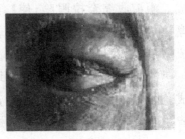

A   B

图 17 沙眼

A. 睑结膜瘢痕形成；B. 倒睫和角膜混浊

和体征,只有通过眼病筛查方能发现。到出现明显症状和体征时,在眼科检查中根据临床特点很容易诊断。

6. 治疗

(1)药物治疗:在沙眼的早期阶段,用1％四环素眼药膏涂眼和口服阿奇霉素是有效的药物治疗方法。

(2)手术治疗:到了沙眼的晚期阶段,发生眼睑内翻和倒睫,必须用手术矫正。这种手术属于眼科小手术,在门诊手术室进行,仅需局部麻醉。手术持续 15～20 分钟,有很高的长期成功率。

如果角膜混浊,严重影响视力,可能需要进行角膜移植术。

7. 预防

(1)正确洗脸:一人一盆一毛巾,绝对不要混用和共用。使用流动水洗脸更好。

(2)消灭苍蝇:最大限度地减少苍蝇的数量,可消除主要的传播途径。

(3)适当处理废弃物:废弃物分类处理,不仅节约能源,减少碳排放,也有助于消灭苍蝇。

(4)清洁用水:最好使用清洁的自来水。井水、湖水、雨水等应该清洁消毒后使用。

(六)结膜下出血

球结膜是一层透明的薄膜,覆盖在巩膜上。球结膜和巩膜之间的小血管破裂,形成结膜下出血(图18)。因为没有感觉,患者并不知道自己发生结膜下出血,只有当照镜子的时候发现角膜周围的白色部分变成了红色,方引起极大恐慌。

1. 病因 结膜有很多比较脆弱的小血管,管壁容易破裂,破裂后引起结膜下出血。大多数结膜下出血是自发的,没有明显的原因。下述活动可能诱发结膜下小血管破裂:①剧烈的咳嗽。②用力打喷嚏。③呕吐。④提重东西,增加头部静脉的压力。⑤揉眼或戴角膜接触镜。⑥某些外眼感染(细菌或病毒),使结膜下小血管壁变脆弱。⑦眼或眼睑手术。⑧全身疾病引起的小血管脆弱或出血倾向。

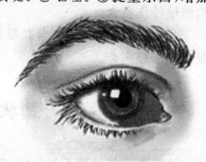

图18 结膜下出血示意图

危险因素包括:①糖尿病和高血压。②能够引

37

起咳嗽和打喷嚏的疾病。③服用某些引起血液稀释的药物，如阿司匹林。④服用某些草药，如银杏叶片，有增加眼部出血的潜在危险。

2. 症状和体征　结膜下出血最明显的症状，是在眼的巩膜部位出现鲜红色斑块，红色斑块可大可小，形状不一。严重患者，整个巩膜区变成红色。尽管出血明显，但是不伴有视力变化、分泌物和疼痛。患者通常很害怕，但是仅有眼部轻微不舒服。结膜下出血将在1～2周内自行消退。恢复是完全的，不留任何后遗症。

3. 治疗

(1)通常不需要治疗。如果有轻度刺激感可用人工泪液点眼，不要盖眼垫。

(2)避免使用阿司匹林等抑制血液凝固的药物。如果因为其他疾病正在使用阿司匹林或其他抗凝血药物，要与主治医生讨论是否可以停止使用。

(3) 如果结膜下出血由外伤引起，眼科医生应采取其他措施使外伤愈合。

(4) 如果结膜下出血合并眼部感染，则需要使用抗生素眼药水和眼药膏。

(七)翼状胬肉

翼状胬肉是结膜上新生的，略微隆起的向角膜伸展的楔形纤维血管组织(图19)。翼状胬肉是一种良性损害，位于眼睑裂部，角膜的鼻侧或颞侧，多见于鼻侧。

翼状胬肉常见于经常在阳光下工作的中老年人。男性病例约为女性病例的 2 倍。

晚期病例，翼状胬肉能使视力明显下降。它也可引起炎症，导致眼部充血和刺激。

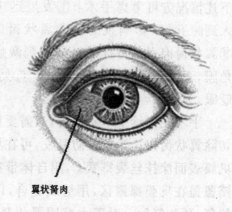

翼状胬肉

图 19　翼状胬肉示意图

1. 病因　翼状胬肉发病的真正原因目前尚不清楚。但是它的发生与两大危险因素有关，即长期暴露在紫外线下和在室外长时间工作，如渔民。

在某些家族，翼状胬肉发生的遗传倾向已经被发现，是否与遗传有关有待进一步研究。

2. 临床表现　翼状胬肉的临床表现可分为两大类。

（1）翼状胬肉增殖性不强，呈相对萎缩的外观。这类翼状胬肉扁平、不充血、生长缓慢，切除后复发率相对较低。

（2）翼状胬肉有迅速生长史和明显隆起的纤维血管成分。这类翼状胬肉有较强的增殖性，发展速度快，切除后有较高的复发率。

3. 治疗　一般翼状胬肉不需要治疗，密切观察即可。药物治疗可缓解某些刺激症状。但是，没有能够减缓和预防翼状胬肉发展的药物。惟一的治疗方法是手术切除。

翼状胬肉手术的最大问题是术后复发率高。只有出现

39

下述情况方可考虑手术：①发展迅速,向角膜中央生长,侵入到瞳孔区,影响视力。②翼状胬肉引起持续性异物感。③翼状胬肉引起持续的炎症和刺激症状。④翼状胬肉长到角膜,牵拉角膜表面,引起散光。⑤妨碍戴角膜接触镜,影响眨眼,为了美容也可考虑手术。

手术在门诊手术室进行,只需要局部麻醉。仔细分离后切除翼状胬肉。为了预防复发,可在翼状胬肉切除后暴露的巩膜表面涂抹丝裂霉素C,用自体带有角膜缘上皮的球结膜瓣覆盖在巩膜裸露区,用缝线缝合,以促进角膜缺损区迅速修复,预防复发。对于大范围翼状胬肉切除,羊膜是自体结膜很好的替代物。羊膜来自人类胎盘的最内层。羊膜有利于上皮形成,有抗炎症作用。羊膜移植加丝裂霉素C涂抹切口有很好的效果。

为防止手术后复发,可考虑^{90}锶照射。^{90}锶是一种放射性物质,能够产生β粒子,在手术部位穿透角膜很短的距离。它抑制翼状胬肉复发的血管生长。照射可在手术时或手术后进行。

4. 预防 从理论上讲,减少暴露在紫外线下能够减少易感人群发生翼状胬肉的危险性。预防的方法是在室外活动时戴太阳镜和遮阳帽。

（八）角膜老人环

角膜老人环又称角膜环,是双眼角膜周边一条宽1～1.5毫米,灰白色或微黄色的混浊环形带。该环与角膜缘之间有一条清亮的宽0.3～1毫米的环行带（图20）。它是脂肪在角膜周边的沉积，不影响视力。它开始在角膜的上部和下部形成，逐步扩大，最终形成一个完整的环。

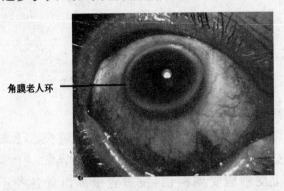

角膜老人环

图20　角膜老人环

角膜老人环的发生率随年龄的增长而增高，40岁约为14％，70岁达75％，超过80岁几乎达100％。

男性发生率高于女性。

角膜老人环是脂肪在角膜周边沉积而引起的，可能与高血脂和高胆固醇有关。但是，它与心血管疾病之间的确切关系尚未被科学家确定。

角膜老人环不影响视力，不需要治疗。

四、泪器疾病

(一)干眼综合征

干眼综合征又叫干眼或干燥性角结膜炎。干眼综合征是泪液分泌不足或蒸发过度引起的泪膜异常。干燥使眼球表面的上皮细胞受到损伤,使患者眼部出现各种不舒服的症状。

干眼综合征是一种常见的眼病,在 40 岁以上的人群中,发病率为 6%;在 65 岁以上人群中,发病率为 15%。干眼综合征的发病率,黄种人高于白种人,女性高于男性。舍格林综合征(Sjögren 综合征)性干眼的发病率为 1%~2%,其中 90% 为女性。50%~75% 的接触镜佩戴者出现干眼,其中很多人不得不停止佩戴或减少佩戴时间。进行屈光手术,特别是激光原位角膜磨镶术(LASIK)的患者,干眼发病率明显增加。

1. 泪膜 泪膜是角膜表面由泪液组成的薄膜,由 3 层组成(图 21)。

(1)黏液层:该层位于泪膜的内层,厚度为 0.02~0.05微米,成分为半固体状的黏液,主要作用是使水样的泪液能够均匀地分布在眼球表面。黏液由结膜的杯状细胞分泌,部分由角膜和结膜的上皮细胞分泌。

（2）水样层：该层位于泪膜的中间，厚度为 7 微米，由泪腺和副泪腺分泌的水样泪液组成。该层包括 60 多种不同的蛋白质、电解质和水分，溶菌酶最多，占全部蛋白质的 20%～40%。溶菌酶是一种糖解酶，能够破坏细菌的外壁。泪液中的乳铁蛋白具有抗菌和抗

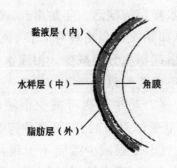

图 21　泪膜示意图

黏液层（内）
水样层（中）————角膜
脂肪层（外）

氧化功能，表皮生长因子有维持正常眼球表面健康和促进角膜伤口愈合的功能。泪液中还有一些免疫球蛋白。

泪液分泌不足，水样层变薄是干眼综合征的最常见原因。泪腺的功能随年龄的增长而减弱。某些疾病也影响泪腺的分泌功能。

（3）脂肪层：为泪膜的最外层，厚度为 0.11 微米，与空气接触。每次眨眼，睑板腺就在水样层的表面分泌一层脂肪，防止水分蒸发太快，并为眼球提供一个光滑的光学表面。它可以防止灰尘入侵，并且含有抗菌物质，具有抗菌功能。

泪膜异常将导致干眼综合征的发生，使眼球表面受到干扰，引起各种症状和体征，严重影响生活质量。

2. 病因　干眼综合征是泪液分泌减少、泪液过度蒸发、泪液的黏液层或脂肪层异常，或上述多种原因联合引起的泪膜异常。

(1)水样泪液产生减少和(或)水样层蒸发过度,引起泪膜水样层的缺乏。年龄增长、激素变化或各种自身免疫性疾病(如原发性舍格林综合征、风湿性关节炎、红斑狼疮等)均可引起泪腺分泌减少。泪膜水样层的蒸发过度,通常因脂肪层不完整所致。

(2)某些药物可减少泪液的产生,如抗组胺药、抗抑郁药、β受体阻滞剂、口服避孕药等。

(3)眨眼减少或闭不上眼,使泪液蒸发过度也可引起干眼。阅读、看电视、使用电脑、做精细的工作,人们常常不自觉地减少眨眼的次数。脑卒中、Bell 麻痹等使闭眼困难,也使泪液蒸发过度而引起干眼。

(4)眼的化学烧伤或自身免疫性疾病(如 Steven-Johnson 综合征和眼良性黏膜类天疱疮),可使结膜产生的黏液素异常,导致泪液在眼球表面散布不均。即使有足够的泪液,眼球表面也会变干,甚至受伤。

(5)睑板腺功能障碍、酒渣鼻或口服避孕药可导致泪液的脂肪层缺乏。睑板腺被阻塞或产生的油脂太黏稠,就没有足够的油脂覆盖泪膜的水样层,导致水分过度蒸发。

(6)如果沿眼睑或睫毛有感染(睑缘炎),细菌分解油脂,使油脂缺乏,也可导致泪液过度蒸发和干眼。

3. 危险因素

(1)年龄:干眼综合征多见于中老年人,特别是女性。

(2)女性绝经期:女性绝经期增加发生干眼综合征的危险性。矛盾的是,接受了激素替代疗法的绝经期后女性也有较高的干眼综合征发病率,特别是单独使用雌激素的女性。

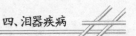

(3)职业和环境因素：一些特定的职业和环境因素也增加发生干眼综合征的危险性,这些因素包括在湿度低、温度高、污染和空气质量差的环境中工作,长期暴露在风沙中,吸烟,以及由于阅读和使用电脑而眨眼减少等。

(4)增加干眼发生的疾病：维生素 A 缺乏、自身免疫性结缔组织病、C 型肝炎感染、艾滋病、舍格林综合征、结节病、糖尿病,以及雄激素或雌激素缺乏等。

(5)戴接触镜和屈光手术：戴接触镜增加发生干眼综合征的危险性。屈光手术,特别是激光原位角膜磨镶术(LASIK)常常引起干眼。

(6)摄入 ω-3 脂肪酸不足和摄入 ω-6 脂肪酸相对较多：都可增加发生干眼综合征的危险性。

(7)各种药物：包括全身化学疗法、利尿药、抗抑郁药、抗组胺药、β 受体阻滞剂等药物都可引起干眼。

(8)其他：睑裂斑和翼状胬肉造成结膜凹凸不平,也可引起干眼综合征。

4. 症状　干眼综合征患者有眼干、刺痒、烧灼感、眼红(结膜炎)、视力模糊、异物感和对光敏感等症状。在有风、高温和低湿度的环境下,干眼症状加重。长期用眼(如阅读和看电视)和在一天工作结束时,干眼的症状也加重。干眼患者在感觉眼部稍微干燥和受到刺激时,反射性地大量流泪,试图湿润眼球和感觉舒服。可惜的是,眼睛一次只能够利用小部分眼泪,大部分流到眼睑和面颊。经过短暂的时间之后,患者再次感觉眼轻度干燥和刺激,整个过程再重复一遍,如此反复。

干眼综合征不仅影响眼部健康,而且影响全身健康,包

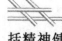

括精神健康及社交活动。研究证明,对于阅读、使用电脑、看电视和开汽车,有干眼综合征的人比正常人困难 3 倍。

5. 体征

(1)球结膜血管扩张、充血,结膜出现皱褶。

(2)角膜表面不平滑,点状角膜上皮病变,角膜丝状变化。

(3)有黏液性分泌物。

(4)泪膜内碎片增加。

(5)泪膜破裂时间减少。

(6)严重病例有角膜溃疡。

症状常常和体征不完全相符。在严重病例,可能有角膜上皮缺损或无菌性角膜侵润或溃疡,也可能发生继发于感染的角膜炎,还可能发生无菌性或感染性角膜穿孔。

6. 诊断　干眼综合征主要靠临床表现,结合患者的病史和检查发现,再进行 1 种或多种试验,以便做出客观的诊断。但是,没有一种试验可以对干眼综合征做出绝对的诊断。

(1)泪膜破裂试验:滴荧光素把泪膜染成均匀的墨绿色,在泪膜有缺陷的部位,墨绿色泪膜迅速破裂,形成干斑,表明存在干眼状态。测量荧光素滴入到泪膜破裂出现干斑的时间,就是泪膜破裂时间。

泪膜破裂时间少于 10 秒被认为异常。基于该试验并不稳定,破裂时间 1～3 秒表明泪液减少,存在干眼综合征。

(2)希尔默试验(Schirmer test):测量泪液的分泌量非常有用,但是有误差。试验时,把薄的滤纸条放到患者的下睑里面,夹在球结膜和睑结膜之间,允许患者像平常一样眨眼。5分钟后取出滤纸,测量滤纸条被眼泪湿润的长度。有两种方法:①希尔默试验Ⅰ。试验前不用表面麻醉剂点眼。可较好地评估基础泪液和反射性泪液的分泌量。②希尔默试验Ⅱ。试验前用表面麻醉剂点眼,以消除因刺激而引起的反射性流泪。测量结果为基础泪液分泌。

滤纸条湿润长度少于 10 毫米被认为有临床上的干眼存在,少于 5 毫米被认为有严重干眼。但是也有文献说,长度不足 5 毫米为异常;5~10 毫米模棱两可,难下结论;10 毫米以上为正常。该试验受环境和生理变化的影响,不同时间的测量结果差异很大。该试验有一定的特异性,但敏感性较差。

(3)眼球表面染色试验:该试验用于评估干眼的严重程度。荧光素和玫瑰红(二碘曙红)常被用作诊断染料,以评估角膜着染情况和角膜上皮病变。

当角膜上皮丧失,上皮屏障被破坏时,荧光素聚集在角膜上皮被破坏、暴露基底膜的部位。干眼患者,角膜和角膜上皮的荧光素染色通常在睑裂暴露部位和角膜的下 1/3 处比较明显。对于评估干眼是一种很好的试验。

玫瑰红不仅可以使死亡和衰弱的细胞染色,也可以使黏液素保护不够的健康细胞染色。对于早期和轻度干眼综合征,用玫瑰红比用荧光素染色更容易发现。但是,玫瑰红染色引起短暂的刺激,有些患者难以耐受,所以在临床上很少使用。

(4)泪膜渗透压测量:干眼综合征患者的泪膜渗透压增加,对诊断干眼非常敏感,但特异性很差。睑板腺炎、单纯疱疹性结膜炎和细菌性结膜炎均可引起泪膜渗透压升高。测

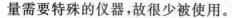

量需要特殊的仪器,故很少被使用。

(5)观察下睑泪液条的宽度:泪液聚集在下睑的边缘形成泪条。如果泪液减少,则泪条变薄,其高度少于1毫米。

7. 并发症 大多数轻度干眼综合征的患者除有些令人讨厌的不方便之外,不必担心发生其他情况。虽然症状可能使患者的日常活动(如阅读、看电视、开车)不太方便,但没有长期视力丧失之虞。

干眼综合征可并发无菌性和感染性角膜溃疡,特别在有舍格林综合征的患者。典型的角膜溃疡为圆形或椭圆形,直径小于3毫米,位于角膜的中央或周边。偶尔可发生角膜穿孔。在罕见的病例,干眼综合征的无菌性或感染性角膜溃疡可引起失明。其他并发症包括点状角膜上皮缺损、角膜新生血管形成、角膜瘢痕等。

8. 减轻症状的家庭措施 轻度干眼综合征在家中采取适当的措施,可以使症状明显减轻。

(1)在室内使用加湿器,增加空气中的湿度。在湿度较大的环境中,泪液蒸发减缓,眼部感觉比较舒服。

(2)冬天的火炉和暖气,夏天的风扇和空调均可降低室内空气的湿度,过大的空气流动容易使眼干燥。应该降低风扇的转动速度,避免空气流动太快。

(3)空气中大量尘埃和其他颗粒性物质可使干眼综合征的症状加剧。在室内安装空气过滤器,改善空气质量,对减轻干眼的症状有一定帮助。

(4)对眼睑进行热敷,按摩眼睑,有助于维持较厚和比较稳定的泪膜脂肪层,对于睑板腺功能障碍、酒渣鼻或睑缘炎患者特别有帮助。睑板腺受热后,其中的油脂流动性增加。

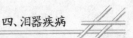

按摩可使油脂从睑板腺流出来。

(5)使用人工泪液、重组牛碱性成纤维细胞生长因子滴眼剂、湿润性眼药水和凝胶剂，可以使眼表面比较湿润。通常每日点眼 4 次，如果需要可以增加点眼次数。如果一天使用人工泪液超过 6 次，建议使用没有防腐剂的人工泪液。没有一种眼药水适用于所有的患者，应该根据效果选择最能使症状减轻的眼药水，即比其他眼药水更有效、作用时间更长。眼药膏比眼药水和凝胶剂要黏稠得多。因为眼药膏黏稠，它作用的时间比眼药水和凝胶剂要长得多。然而，因为它黏稠，在白天使用将使视力模糊，因此通常应在睡觉之前使用。

(6)如果眼干主要发生在阅读和看电视时，应增加休息次数，使眼恢复湿润和舒服。增加眨眼的次数，每 10 分钟闭眼 10 秒钟，也可使症状减轻。

(7)每天服用鱼油或其他含有 ω-3 脂肪酸的营养补充剂，常常有助于缓解干眼综合征的症状。

9. 治疗 根据严重程度对干眼综合征的分类见表 2。根据 9 项指标，将干眼的严重程度分为 4 级水平。不同水平的干眼，可采取不同的治疗方法。

表 2 干眼综合征的严重水平

干眼严重水平	1 级	2 级	3 级	4 级
不舒服的严重程度和发生频率	轻度和(或)偶尔发生，在环境影响下发生	中度，偶尔发生或呈慢性，受或不受环境影响	严重，频繁或持续发生，与环境无关	严重，持续发生

续表

干眼严重水平	1级	2级	3级	4级
视力症状	没有或偶尔有轻度疲劳	使人厌烦和（或）偶尔活动受限	使人厌烦，慢性和（或）持续活动受限	持续和（或）可能出现视力残疾
结膜充血	没有～轻度	没有～轻度	+/-	+/++
结膜染色	没有～轻度	变化不一	中度～明显	明显
角膜染色（严重程度/位置）	没有～轻度	变化不一	中央部明显	严重点状染色
角膜/眼泪的体征	没有～轻度	轻度碎片，下睑泪液条长度下降	丝状角膜炎，有黏液，泪液内碎片增加	丝状角膜炎，有黏液，泪液内碎片增加，出现角膜溃疡
眼睑/睑板腺	存在睑板腺功能障碍，但变化不一	存在睑板腺功能障碍，但变化不一	经常出现睑板腺功能障碍	倒睫，结膜角质化，睑球粘连
泪膜破裂时间（秒）	变化不一	≤10	≤5	立即破裂
希尔默试验（毫米/5分钟）	变化不一	≤10	≤5	≤2

（1）干眼严重水平1级：①对患者进行干眼知识的教育，改善环境和饮食。②治疗引起干眼的全身疾病。③使用人工泪液、凝胶、油膏。④热敷和按摩眼睑。

（2）干眼严重水平2级：如果水平1级的治疗不够，可增加以下治疗：①使用无防腐剂的人工泪液。②使用重组牛碱性成纤维细胞生长因子滴眼剂。③使用抗炎症药物。

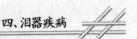

④适当使用类固醇眼药水。⑤适当使用环孢霉素 A 眼药水。⑥局部和(或)全身使用 ω-3 脂肪酸。⑦使用四环素(治疗睑板腺炎,酒渣鼻)。⑧使用泪道栓(严重干眼使用)。⑨使用湿房眼镜。

(3)干眼严重水平 3 级:如果水平 2 级的治疗不够,可增加以下治疗:①使用自体免疫血清,脐带血清。②使用特殊角膜接触镜。③永久性封闭泪小点。

(4)干眼严重水平 4 级:如果水平 3 级的治疗不够,可增加以下治疗:①全身抗炎症药物。②手术。眼睑手术,睑缘缝合术,黏膜移植术,唾液腺管转位,羊膜移植术。

10. 治疗方法及用药详介

(1)人工泪液:人工泪液是模仿人的自然泪液配制的眼药水,有多种配方。它的作用是湿润眼球表面,缓解干眼综合征引起的烧灼感、异物感和不舒服。使用人工泪液时要注意以下几点:①人工泪液可能引起过敏反应,如果出现过敏反应,要马上停止使用。②使用人工泪液后,症状没有缓解,反而加重,出现严重烧灼感、强烈刺激、疼痛和视力下降,有可能是人工泪液的不良反应,也可能是发生感染,要立即到医院眼科检查和治疗。③人工泪液的瓶口绝对不要接触任何东西,包括自己的眼和手。如果瓶口被污染,可能引起眼部感染。感染将严重损伤眼球,甚至导致视力丧失。④用人工泪液点眼后,短时间内可能出现视力模糊,开车或做其他精细工作要特别小心。⑤戴角膜接触镜时不要使用人工泪液,因为人工泪液含有防腐剂,可使角膜接触镜变色。应该在点人工泪液 15 分钟后再戴角膜接触镜。⑥用人工泪液点眼前一定要把手洗干净。⑦人工泪液要储存在室温下,远离潮湿和高温。不可冷冻。瓶盖要拧紧。⑧在使用人工泪液时,除非医生允许,不要同时使用其他滴眼剂。

(2)细胞生长因子:重组牛碱性成纤维细胞生长因子滴眼液,由含有高效表达的牛碱性成纤维细胞生长因子基因的大肠杆菌,经发酵、分离和高度纯化后制成。对角膜再生,角膜基质层和内皮层的修复有促进作用。干眼综合征患者每日点眼4~6次,有润滑和促进角膜和结膜上皮修复的作用。本品为蛋白质类药物,不能置于高温和冰冻的环境中,适宜保存在2℃~8℃的冰箱中。

(3)泪道栓:泪道栓是一个米粒大小的生物相容性塞子,可以从泪小点塞到泪小管中,阻止眼泪排出,增加干眼患者眼球表面的湿度和泪膜的厚度(图22)。

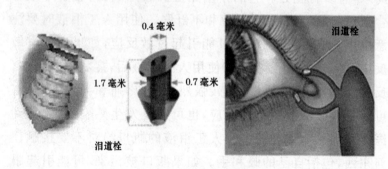

图22 泪道栓示意图

泪道栓有两种基本类型:①半永久型。用维持时间长久的材料制成,如硅酮。②可溶解型。用最终被机体吸收的材料制成,如胶原蛋白。这种泪道栓可持续数日到数月,通常用于激光原位角膜磨镶术(LASIK)后预防干眼的发生。

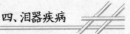

也可用于试验治疗,如果效果不好,其被机体吸收,不产生任何后果;如果效果好,接着使用半永久性泪道栓。

泪道栓有各种形状,如伞形、锥形等。

医生首先要检查泪小点的大小,然后选择适当尺寸的泪道栓。把泪道栓塞进泪小管时,通常不需要麻醉。但是,对于比较敏感的患者可能需要局部麻醉。为了容易塞入泪道栓,需要用器械扩大泪小点。根据实际情况,泪道栓可塞入下泪小点、上泪小点,或者上下泪小点都塞。

泪道栓塞入后,患者除开始感觉不适外,当泪道栓在位后没有明显感觉。

(4)封闭泪小点:对于某些严重的干眼综合征患者,可能需要永久性地封闭泪小点。封闭的方法十分简单,使用烧热的针烧灼泪小点,或者用激光照射泪小点,目的是使泪小点产生瘢痕而封闭。封闭后如果再想恢复通畅,将极其困难。

(5)湿房眼镜:湿房眼镜的特点是在双眼的眼眶周围都有一层泡沫软垫,类似游泳时戴的护目镜(图23)。戴上眼镜时,泡沫软垫压在面部,在两只眼周围都形成密封"墙",使眼睛和外面干燥的空气隔绝。目的是防止泪液蒸发,保护泪液的湿度,减少干眼的症状。

湿房眼镜主要用于治疗干眼综合征,对风敏感的人也可以戴。长时间使用电脑,戴湿房眼镜可减轻干眼的症状。

有些人睡觉时眼睛微微睁开,为了防止泪液蒸发,可在睡眠时戴湿房眼镜。

(6)角膜接触镜:美国 Duke 大学的研究者找到一种新的治疗干眼综合征的方法,他们研制出一种特殊的角膜接触

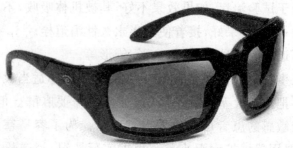

图 23　湿房眼镜

镜。这种角膜接触镜比标准接触镜大,与角膜表面之间有拱形空隙,扣在巩膜上。接触镜和角膜之间充满无菌盐水,起液体绷带的作用。这种接触镜可保持角膜湿润,防止外界刺激。和一般角膜接触镜一样,这种特殊接触镜可持续佩戴。对于用传统方法治疗效果不好的干眼综合征患者,使用特殊角膜接触镜非常有效。这种角膜接触镜需要定做。

(7)ω-3 脂肪酸

①减轻炎症。ω-3 脂肪酸能够减轻全身的炎症,包括眼睛。干眼综合征患者常常有眼睑的炎症和刺激,这些炎症影响泪膜的健康。ω-3 脂肪酸能够增加眼部抗炎症的前列腺素的量,使眼睑的炎症减轻,能够更好地分泌泪液。

②刺激泪液的产生。ω-3 脂肪酸能够刺激泪腺,使其产生更多的泪液。

③改变眼睑的细胞。睑板腺分泌泪膜中的油脂层。该层的主要功能是防止泪液蒸发过快。ω-3 脂肪酸帮助改善睑板腺的功能,进而改善泪膜油脂层的质量。更好的泪膜必然减轻干眼综合征的症状。

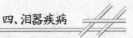

在最近的一项动物研究中,用 ω-3 脂肪酸 ALA(α-亚麻酸)点眼,明显减少了干眼的症状和并发于干眼的炎症。

11. 预防 研究发现 ω-3 脂肪酸能够降低发生干眼的危险性。在一项研究中,对 32 000 名 45~84 岁的女性进行观察,在饮食中 ω-6 脂肪酸与 ω-3 脂肪酸之比为 15∶1 的女性,有明显高的发生干眼综合征的危险性;而在饮食中 ω-6 脂肪酸与 ω-3 脂肪酸之比为 4∶1 的女性发生干眼综合征的危险性明显降低。研究结果还发现,每周至少吃两顿金枪鱼的女性比每周只吃一顿或更少的金枪鱼的女性发生干眼的危险性明显要低。

鱼油含有两种 ω-3 脂肪酸,即二十二碳六烯酸(DHA)和二十碳五烯酸(EPA)。ω-3 脂肪酸的抗氧化作用能够减少患心脏病的危险性和改善干眼综合征的症状。

(二)泪道狭窄或堵塞

泪液分泌正常,但是由于泪道狭窄或堵塞,眼泪不得不流到眼外,称为泪溢。

泪液由主泪腺和副泪腺分泌。眨眼把泪液分布到眼球的表面,形成角膜前的泪膜。眼轮匝肌的每一次收缩,推动泪液通过眼球表面,流到泪道系统(图 24)。

理想情况下,泪液分泌率与泪液排出和蒸发率相等。基础泪液分泌率大约为每分钟 1.2 微升,而反射性泪液的分泌可增加 100 倍,多达 120 微升。泪液以每分钟 0.6 微升的速度进入泪小点。泪液进入鼻泪管之后,约 90% 被鼻泪管的

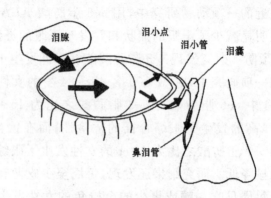

图 24　泪液产生和流出示意图

黏膜吸收,10％排到鼻腔的底部。泪液在眼球表面的蒸发率,个体差异很大,而理想的蒸发率应该等于泪液基础分泌率减去排出率。

眼球表面(包括泪湖、眼睑边缘的泪条和泪膜)能够保留的泪液仅仅 8 微升。当然,还应该把环境、物理和生理因素考虑在内。泪液产生和排出的不平衡最终导致泪溢或流泪过度。

1. 病因

(1)眼睑位置异常和泪液泵出功能减退:眼睑的位置及其与眼球的关系,是保持泪液平衡的重要条件之一。眼睑位置及其与眼球的关系正常,能够防止眼球表面的过度暴露和减少泪膜的蒸发,维持泪液的正常排出。眼轮匝肌为泪液的排出提供泵出机制,眼轮匝肌收缩使泪液排出系统内产生负压,推动泪液进入泪囊。当眼轮匝肌松弛时,产生正压,迫使泪囊中的泪液流到鼻泪管。影响泵出机制和泪小点与眼球关系的任何异常都将引起泪溢。最常见的原因包括睑内翻、睑外翻、泪小点外翻等。

(2)泪道堵塞性疾病:任何引起泪道堵塞的异常都将导致泪溢。药物(毛果芸香碱、肾上腺素、碘化二乙氧磷酸硫胆碱、碘苷)的毒性,外伤,放射治疗,炎症和自身免疫性疾病(如眼表瘢痕性类天疱疮、Stevens-Johnson综合征等)均可引起泪小点和泪小管的狭窄。老年退行性狭窄、外伤、手术、放射治疗、慢性鼻窦性疾病、泪囊炎和肉芽肿性疾病等均可引起鼻泪管堵塞。此外,新生物可影响和堵塞鼻泪管的任何部分。

2. 诊断

(1)病史:详细的病史采集对于诊断非常有帮助。鼻窦疾病的病史、鼻窦手术、面部和眼部的外伤、儿童期鼻泪管探通的病史,均提示可能有鼻泪管阻塞的问题。

(2)检查泪小点和眼睑:最好在裂隙灯下检查,以便发现以下情况:①泪小点狭窄。②眼睑外翻,常常引起泪小点移位,引起继发性泪小点狭窄。③泪小点被睫毛堵塞。④泪阜扩大,将泪小点推离眼球。

(3)检查泪囊:用手指挤压泪囊,有大量黏液脓性分泌物从泪小点反流,说明泪囊下端有堵塞,可能为慢性泪囊炎。急性泪囊炎,触诊时有剧烈疼痛,应该避免挤压,以防炎症扩散。

(4)荧光素消失试验:在双眼结膜囊内点2%荧光素溶液,在正常情况下,5分钟后几乎没有荧光素存留。延长存留说明有鼻泪管堵塞。

（5）冲洗泪道：把装满生理盐水的2毫升注射器接上特制的泪道冲洗针。将针插入下泪小点(有人主张插入上泪小点,以免损伤下泪小点)进行冲洗(图25)。冲洗受阻,说明有泪道阻塞。冲洗顺畅,患者感觉到有水从鼻咽部流出,说明鼻泪管没有阻塞。

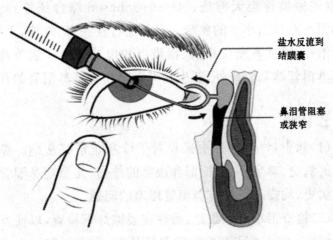

图25 冲洗泪道(泪道阻塞)示意图

3. 治疗 原发性泪小点狭窄发生在没有泪小点外翻的情况下。首先用泪小点扩张器扩大泪小点,这种治疗往往不持久,最后可能需要进行泪小点成形术。

继发性泪小点狭窄由泪小点外翻引起,常常发生在下泪小点。首先,在泪小点下5毫米处的睑结膜上进行烧灼,引起瘢痕皱缩,牵拉泪小点复位。如果此法不奏效,可进行内侧睑结膜成形术,矫正眼睑外翻。

根据阻塞的位置和严重程度,可采取以下治疗方法。

(1)泪总管或泪小管部分阻塞:可通过泪小点把硅胶管插入泪小管,管子保留 3~6 个月。

(2)泪小管或泪总管完全阻塞:如果在泪小点和阻塞点之间有 6~8 毫米长的正常泪小管,可考虑做泪小管泪囊吻合术。正常泪小管的长度不够,可考虑结膜泪囊吻合术。

鼻泪管堵塞的主要治疗方法是鼻腔泪囊吻合术。

(三)流　泪

当分泌的泪液量超过蒸发和通过泪道排出的泪液量,泪液越过下睑缘,流到面颊部,称为流泪。

很多文章把流泪和泪溢混为一谈。本书把泪液分泌正常,而泪道阻塞或狭窄引起的流泪称为泪溢;把泪道通畅,泪液分泌过多引起的流泪称为流泪。

流泪可以是一种自然现象,如哭泣;也可能为异常现象,如干眼综合征引起的反射性流泪。不管怎么说,流泪是一种症状,不是一种病。老年人经常为异常流泪所困扰,为方便阅读,本节将流泪问题归纳在一起加以介绍。

1. 原因

(1)干眼综合征:看起来好像不合逻辑,然而事实上,干眼常常导致流泪。当眼睛干燥的时候,患者感觉刺激和不舒服,促使泪腺分泌大量泪液。

(2)过敏反应:引起过敏反应的物质称为过敏原,眼对过敏原的反应可导致眼红和刺激,促使泪液分泌,出现流泪症状。伴随过多泪液的产生,过敏的眼出现痒和烧灼感。引起过敏的室外常见原因为草、树和植物的花粉;室内常见原因为宠物的毛皮垢屑、废气、喷雾剂、香水和香烟等。

(3)感染:机体对眼部感染的反应,可导致泪液分泌过多,目的是保持眼部湿润,冲洗细菌和炎症分泌物。结膜炎和睑缘炎是两种常见的引起流泪的感染性眼病。发病原因包括细菌、真菌和常见的病毒。戴角膜接触镜增加发生结膜炎的危险性。

(4)刺激:过度流泪是眼部对受到刺激的一种反应。刺激包括干燥的空气、强光、风、烟雾、尘埃、睫毛、化学药品等。眼疲劳也可引起流泪。

2. 症状 流泪的特征是泪液过多,给人以泪汪汪的感觉,眼泪从眼内流到眼睑和面颊部。常见情况下,眼泪产生过多是自然现象,如在寒冷和有风的环境中,或有异物进入眼睛。但是,过多和持续的流泪是不正常的。

(1)流泪伴有的常见症状:眼部烧灼感,睑缘结痂,眼部分泌物,眼部异物感,眼睑或结膜发红,流鼻涕(鼻塞),打喷嚏,眼睑和面部肿胀。

(2)流泪伴有的严重症状:在某些病例,流泪可伴有危害生命的严重症状,需要急诊处理。这些严重症状有眼部的化学烧伤;高热;呼吸问题,如呼吸短浅、呼吸困难、哮喘、呼吸停止、窒息等;视力突然变化,视力丧失;眼痛,眼外伤。

3. 诊断

(1)全身检查:以期发现引起流泪的全身原因,如感冒、过敏反应等。

(2)眼部检查:以期发现引起流泪的眼部原因,如睑缘

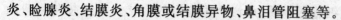

炎、睑腺炎、结膜炎、角膜或结膜异物、鼻泪管阻塞等。

（3）对泪液标本进行培养和药物敏感性试验：找出眼部感染的微生物，以便用最敏感的药物进行治疗。

（4）希尔默试验：了解流泪的严重程度和发现干眼综合征。

（5）泪道冲洗：确定是否有泪道狭窄和（或）阻塞。

4. 并发症　流泪通常由轻度异常引起，一般不会导致眼的永久性伤害。在非常罕见的病例，流泪可能由比较严重的原因引起，如严重的过敏反应或感染，如果不及时治疗，可导致永久性并发症。一旦严重的流泪原因被确诊，必须马上进行适当的治疗。潜在的危险并发症包括：①视力下降和失明。②眼部瘢痕形成。③感染扩散。

5. 治疗　最重要的是，在采取任何治疗之前要找出流泪的原因，然后针对流泪的原因进行治疗，这样不仅省钱，而且省时间。

首先，自己判断流泪的原因，如果开始流泪前感觉眼干、刺痛和不舒服，可能是干眼综合征。如果眼痒和肿胀，可能是过敏反应。

通常可采取以下几个步骤治疗流泪，减轻症状和预防进一步感染和发生其他眼病。

（1）如果过度流泪的原因是干眼综合征，可使用人工泪液保持眼部湿润，阻断刺激流泪的反应。人工泪液有助于冲洗眼球表面引起流泪的任何刺激物，如灰尘。

（2）如果怀疑过敏反应是流泪的原因，可使用抗组胺药物，以减少过敏原在眼内的浓度。组胺是一种附着于细胞并且刺激细胞的物质,刺激产生流泪的症状。抗组胺药物帮助机体消除组胺的影响,减少或消除流泪症状。

(3)有眼部感染,如结膜炎、眼缘炎等,使用抗生素眼药水有助于解决流泪的问题。如果滴眼药效果不好或感到不舒服,也可口服。

(4)如果干眼综合征是流泪的原因,可以在室内加一台加湿器,增加室内空气的湿度。

(5)如果怀疑过敏引起流泪,而使用抗组胺药物效果不理想,应该寻求变态反应专家的帮助,建立身体的自然免疫力。

(6)接触眼和面部前一定要洗手,并且擦干,避免把擦手油和灰尘带进眼内。

(7)外出时戴太阳镜,防止紫外线照射。眼镜也有助于防风尘。

(8)经常打扫室内卫生,以消除粉尘和刺激物。清洁空调,及时更换过滤器,保持室内空气清洁。

(四)慢性泪囊炎

慢性泪囊炎是继发于鼻泪管阻塞的泪囊慢性炎症,是一种很常见的泪囊疾病。泪囊炎常见于两个年龄组,婴儿和40岁以上的中老年人。成人泪囊炎发生的高峰年龄为60~70岁,女性病例占70%~83%。先天性泪囊炎不在本书讨论范围之内。

1. 病因

(1)诱发因素:①各种原因引起的鼻泪管阻塞。鼻泪管阻塞后,泪液在泪囊内潴留,导致大量细菌生长和繁殖,引起泪囊的慢性炎症。②急性泪囊炎转变为慢性泪囊炎。

(2)引起慢性泪囊炎的微生物:①80%的病例为肺炎双球菌引起。②葡萄球菌、链球菌、沙眼衣原体和真菌也可引起慢性泪囊炎。③结核菌和梅毒螺旋体引起的慢性泪囊炎非常少见。

2. 症状和体征

(1)泪溢。

(2)有眼部分泌物。

(3)内眦部红肿。

(4)泪囊肿胀。

(5)挤压泪囊时,有脓性或黏液性分泌物从泪小点流出。

3. 诊断 根据病史、临床症状和体征,在眼科检查中,医生很容易诊断慢性泪囊炎。为了确诊和手术治疗,可进行碘油造影,以显示泪囊大小和鼻泪管阻塞的部位。

4. 并发症

(1)慢性结膜炎。

(2)泪溢、湿疹和眼睑外翻,三者常引起恶性循环。

(3)角膜溃疡和前房积脓。

(4)在慢性泪囊炎存在的情况下,做内眼手术可导致眼内炎。

(5)如果泪小管阻塞,可导致黏液囊肿和脓囊肿。

(6)急性泪囊炎和泪道瘘。

5. 治疗 治疗的目的是重建泪囊和鼻腔的通道,消除感染和鼻泪管阻塞的原因。

(1)鼻腔泪囊吻合术:手术时,首先去除泪囊和鼻腔之间的骨壁,通过骨壁中的孔,把泪囊和鼻黏膜吻合在一起。泪液通过吻合形成的孔由泪囊直接排到鼻腔,绕过了鼻泪管堵塞处(图26)。

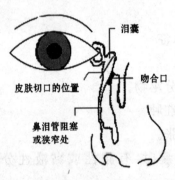

图26　鼻腔泪囊吻合术示意图(经皮肤)

手术方法有两种:①通过外部皮肤切口施行鼻腔泪囊吻合术。优点是成功率高达90%～95%。缺点是脸部留下可见的切口瘢痕。②在内窥镜下进行鼻腔泪囊吻合术。切口在鼻腔内,没有皮肤切口,当然也没有皮肤瘢痕。手术比较困难,但美容效果好。

(2)泪囊摘除术:把整个泪囊摘除,消除了发生泪囊炎的基础,但不能解决泪溢问题。适用于不能做鼻腔泪囊吻合术的患者。

五、老视眼

老视眼是人的视力,特别是近视力,随着年龄增长而逐步下降的一种生理现象。到达中年以后,晶状体变厚到一定程度,丧失弹性或柔韧性,于是发生老视眼。在引起眼部不适的眼病中,老视眼影响到每一个人。

老视眼发生在 40 岁左右,也有人更早一些。开始时,阅读书籍或报纸上的小字出现困难,把书籍或报纸越拿越远,这是老视眼典型的早期症状。为了阅读舒适,也开始需要更亮的照明。

任何人,不管屈光状况如何,都会发生老视眼,就像任何人都将衰老一样。对于正视眼的人来说,通常在 40～45 岁发生老视眼,需配一副看近的矫正眼镜,以便在舒适的距离阅读或做近距离工作。这种眼镜叫老视眼镜、老花眼镜或阅读眼镜。

有近视眼的人和正视眼的人一样,也将发生老视眼。但是,因为近视眼患者不戴眼镜时,看近比看远好,调节近点比正视眼近,尽管调节近点也随年龄的增长向后退,但退到影响近视力的时间较长,发生老视眼的时间较晚,对阅读的影响较小。这就是传说"近视眼不会花"的原因所在。但是,如果近视眼患者配眼镜或角膜接触镜矫正了远视力,老视眼也在 40～45 岁发生。有低度近视眼(3 屈光度以下)的人,过了 40 岁,常常发现去掉眼镜时,看印刷物上的小字更清楚。

这是因为近视眼看近处目标时,影像可以聚焦到视网膜上,而无须使用调节。但是,这种近视眼患者在做远距离工作时需戴眼镜。做过矫正手术的近视眼患者,他们的调节需要与从来不戴眼镜的正视眼的人一样,因为他们的远视力已经矫正,近视眼被消除了。

远视眼患者与近视眼患者相反,因为看远好,看近不好,调节近点远,出现老视眼症状的时间较早,症状也比较明显。

近视眼患者出现老视眼,通常在阅读时把近视眼镜去掉。戴着近视眼镜由看远处物体转换为看近处物体时模糊不清。

1. 症状和体征

(1)阅读出现困难。

(2)阅读和做近距离工作后出现眼疲劳症状。

(3)把阅读材料拿到离开眼睛较远的地方以便看见的字较为清楚。

这些症状随年龄的增长而发展。很多患者认为是衰老的一部分而延误治疗。

2. 诊断 眼科医生通过对远视力和近视力的检查、眼压测量、眼底检查、验光,结合年龄,对老视眼进行诊断没有任何困难。

检查通常包括以下几部分:①测量远视力和近视力。②测量眼压。③用检眼镜检查视乳头和视网膜。④检查眼部肌肉。⑤用裂隙灯检查角膜、前房和晶状体。⑥验光,检查屈光状态。

40岁以上的人在眼镜店或卖眼镜的地摊上试戴不同度

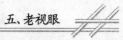

数的老视眼镜,如果近视力明显改善,也能证明出现了老视眼。在摊上买一副老视眼镜,是就医不便的农村地区老年人解决老视眼的常用办法。如果患者没有屈光不正和任何其他眼病,也不失为解决老视眼的一种简捷、廉价的办法。但是,这种做法有潜在的危险,可能遗漏早期青光眼、白内障、黄斑病变等常见的老年性眼病。因此,笔者强烈建议,只要条件允许,出现老视眼症状的人一定要到正规医院做眼科全面检查,确诊老视眼。

3. 治疗 老视眼的治疗目的是补偿老视眼不能聚焦在近处物体上的能力。到目前为止,改善老视眼近视力的主要方法是戴矫正老视的眼镜。一般来说,矫正老视眼的眼镜有以下几种。

(1)不经处方的老视眼镜:如果患者在发生老视眼之前视力很好,不戴任何矫正眼镜,也没有任何眼病,目的仅仅是方便阅读,可以使用不经处方的阅读眼镜。所谓不经处方的阅读眼镜,即可以直接在眼镜店里购买的老视眼镜。不经处方的老视眼镜上均标有眼镜的度数,如+1.00、+1.50、+2.00,到+3.00为止。

选择不经处方的老视眼镜的最大优点是价格低廉,取得方便。使用这种眼镜要注意以下问题:①购买前充分试戴。选择不同度数的眼镜阅读书籍和报纸,字迹清晰、感觉舒适方可购买。阅读时间最少在30~40分钟。②眼镜架的宽度在35~40厘米。患者应该根据双眼的距离和面部情况选择适当宽度的眼镜架。③如果选择不到适合的眼镜,应该到医院眼科检查和验光配老视眼镜。

（2）经过处方的老视眼镜：患者在发生老视眼之前，因为近视眼、远视眼、散光眼等问题一直戴矫正眼镜，或者有其他眼病，一定要到眼科检查和验光后，由医生或验光师开眼镜处方，定制阅读眼镜。原因：①不经处方的阅读眼镜不能矫正散光，而近视眼和远视眼患者几乎都有不同程度的散光。②双眼的屈光情况往往不一样，而不经处方的阅读眼镜，左右眼的镜片完全一样。③视力的变化可能由某些眼病引起，仅解决阅读问题，有可能延误其他眼病的诊断和治疗。

（3）双焦点老视眼镜：在一块镜片上有两种屈光度（焦点）的镜片，称为双焦点镜片。有近视眼的人在出现老视眼之后，常需要戴双焦点眼镜。通过上部看远处目标，通过下部阅读和做近距离工作。

矫正近视力部分的镜片有以下几种形状（图27）：①半月形，又叫平顶形或D形。②圆形。③打高尔夫球的双焦点镜片，看近的半月形镜片位于镜片的内下方。④带形或窄长

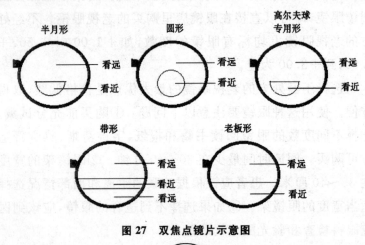

图27　双焦点镜片示意图

方形。⑤占据镜片的下半,称为老板形或富兰克林形。

(4)三焦点老视眼镜:三焦点眼镜在一块镜片上有3种屈光度(焦点),分别看远、看中和看近。通常是在双焦点镜片上加一块看中距离的镜片。最好的例子是需要中距离视力的电脑操作人员,他们要经常看处于中距离位置的电脑显示器。开汽车的人,要看远处目标,要看仪表盘上的各种仪表,还要低头看地图,也需要三焦点眼镜。

三焦点镜片主要有两种形式(图28):①双D形。两个半月形的镜片,一块在镜片的下部,弯曲面朝下,看近;另外一块在镜片上部,弯曲面朝上,也看近。镜片的其余部分矫正远视力。汽车修理师可能需要这种眼镜,通过下面镜片阅读说明书,通过上面的镜片看头上顶起汽车的千斤顶,其他部分看远处目标。也有把上下两块看近的镜片做成圆形的,作用与D形的一样。②E-D形。镜片被分成上下两部分,上部矫正远视力,下部矫正中视力。在下部加上一块半月形的矫正近视力的镜片。这种眼镜适合做中距离工作,而有时又要看近和看远的人。例如,生产电视机的工人,他们要把眼盯在几台电视机的显示器上,有时要阅读放在旁边架子上的

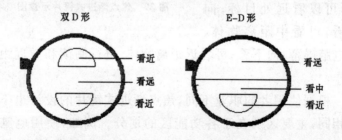

图28　三焦点镜片示意图

说明书,有时要看走进车间的是什么人。

(5)焦点渐进式老视眼镜:焦点渐进式镜片(Progressive lenses),又称为无形双焦点或三焦点镜片,不仅能矫正远视力,而且暗藏矫正中、近视力的功能。从外观上看和普通镜片一样,没有双焦点镜片或三焦点镜片上明显的分界线。戴这种眼镜,别人看不出是否有老视眼,显得比较年轻,有美容效果。

为了从一个聚焦区到下一个不同聚焦区的逐渐变化,镜片由大量不同的弯曲面组成。镜片从中央向周边,屈光度逐渐变化。镜片上部矫正远视力,中部矫正中视力,下部矫正近视力,如图29所示。

使用焦点渐进式镜片比较接近自然视力。它的矫正力不限于远视力和近视力,而是提供从看远、看中到看近的一系列平滑过渡的矫正力。戴这种眼镜的人,略向上看,可以看远处目标;向前看,可看中距离物体,

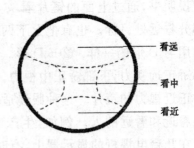

图29 焦点渐进式镜片示意图

如电脑屏幕;向下看,可看近距离物体,进行阅读和做近距离工作。

根据使用者的职业不同,焦点渐进式镜片的设计也不完全相同,主要区别在于各功能区的划分。例如,使用电脑的人,镜片上矫正中视力的区域较大,而做缝纫工作的人,矫正

近视力的区域较大。

　　焦点渐进式镜片可由各种材料制成,塑料、玻璃、高屈光指数材料、聚碳酸酯、光变色材料等。焦点渐进式镜片通常需要配用较大的眼镜框,以保证各功能区范围不至于太小。

　　初次戴渐进式镜片的患者需要适应期,从数分钟到数天。有高度近视眼或远视眼的患者需要的适应期较长。

　　如上所述,人眼的调节能力随着年龄的增长而持续下降,老视的程度逐渐加重,为了保持良好的近视力,需要定期进行眼科检查、验光和更换镜片,直到 70 岁左右调节能力全部丧失为止。

六、老年性白内障

晶状体任何程度的混浊都称为白内障。但是,不影响视力的轻度混浊没有临床意义。当晶状体混浊引起视力下降,方为有临床意义的白内障。在流行病学调查中,将晶状体混浊使视力下降到等于或小于 0.7 作为诊断白内障的标准(图30)。

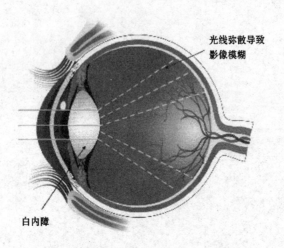

光线弥散导致
影像模糊

白内障

图30　白内障及其对光线的影响示意图

老年性白内障是一种发生在老年人的白内障,特点是晶状体进行性混浊,直到视力完全丧失。老年性白内障是全世界最主要的致盲原因,它的发展是不可逆的,早期发现、及时

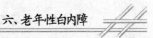

手术是治疗老年性白内障的关键。

老年性白内障可发生在一只眼或双眼。一只眼有白内障的人通常另外一只眼以后也会发生。白内障没有传染性，不会从一只眼传染到对侧眼，或者从一个人传染给其他人。白内障不会引起泪腺分泌的异常，也不会引起疼痛、眼痒和充血。白内障不是新生物或肿瘤。

据不完全统计，我国 50～60 岁年龄组，老年性白内障的发病率为 60%～70%，70 岁以上年龄组为 80%（医学教育网整理发布）。由于现代医疗技术的发展和急、慢性疾病新的治疗方法不断出现，人的寿命持续增长，老年性白内障的发病率也在不断增加。

1. 病因 老年性白内障的发病原因非常复杂，到目前为止尚未完全弄清楚。白内障发病机制是多因素的，涉及多种生理过程的相互影响。随着年龄的增长，晶状体的重量和厚度增加，调节力下降，新的皮质层以同心圆式不断生长，位于中央的核部不断被压缩和硬化，晶状体的透明度进行性丧失。晶状体的上皮进行性老年性变化，特别是晶状体上皮细胞密度减少和晶状体纤维细胞的异常分化，最终使晶状体的透明度丧失。此外，随着年龄的增长，晶状体的水分减少，水溶性低分子量代谢物通过上皮和皮质进入到晶状体核的细胞内，结果导致水分、营养物质和抗氧化物质的转移率下降，也促使晶状体混浊。各种研究显示，氧化产物（即氧化型谷胱甘肽）的增加和抗氧化维生素和过氧化物歧化酶的减少，在白内障形成的氧化过程中起重要作用。其他机制涉及细胞质内的可溶性低分子量晶状体蛋白质向可溶性高分子量聚集物、不溶解的膜蛋白质的转化,降低了晶状体的透明度。

2. 分型 老年性白内障有 3 种主要类型(图 31)。

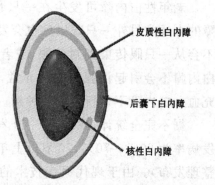

皮质性白内障

后囊下白内障

核性白内障

图 31 老年性白内障 3 种类型示意图

(1)核性白内障:为最常见的类型,混浊发生在晶状体的核部。核性白内障通常发展缓慢,最初引起眩目和在所看物体周围出现彩虹圈,分辨深蓝色和黑色出现困难,对比敏感度下降,最后发生视力模糊。通常是远视力不好,而近视力暂时改善。

(2)皮质性白内障:白内障发生在晶状体的皮质或皮质周边,向中央发展,类似车轮的辐条。皮质性白内障的发生与长期暴露在紫外线下有关。糖尿病性白内障通常表现为皮质性白内障。

(3)后囊下白内障:发生在晶状体囊,常见于糖尿病患者、使用类固醇的患者,以及做过眼部手术、外伤或炎症的眼。后囊下白内障发展迅速,逐渐向皮质发展,最终完全混浊。

3. 分期 老年性皮质性白内障的发展过程可分为 4 期:①初起期。前后皮质周边有少量楔形混浊。②肿胀期。皮质中水分增加,晶状体膨胀,晶状体呈不均匀的白色混浊。③成熟期。晶状体完全混浊,呈乳白色。④过熟期。成熟

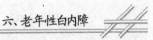

持续时间过长,水分丢失,晶状体的体积缩小,晶状体核下沉。

4. 危险因素 引起老年性白内障的危险因素很多,包括环境(紫外线照射),全身疾病(胆石症、过敏反应、肺炎、冠心病、心功能不全、低血压、高血压、精神发育迟缓和糖尿病),饮食(如大量摄入 18-碳不饱和脂肪酸和亚油酸)和年龄(50 岁以上)。不同类型白内障有不同的危险因素,皮质性白内障和后囊下白内障与外界环境密切相关,如暴露在紫外线下、糖尿病、使用某些药物。核性白内障与吸烟有关。各种类型老年性白内障的发生都与饮酒有关。

5. 症状

(1)病史:老年性白内障患者有视力进行性减退的病史。

(2)视力下降:视力下降是老年性白内障患者最常出现的症状。不同类型的白内障对视力的影响不尽相同。例如,轻度的后囊下白内障可以引起严重的视力下降,对近视力的影响大于远视力,可能是调节性瞳孔收缩的结果。核性白内障常有远视力的下降,而近视力好。皮质性白内障早期不影响视力,直到皮质内的楔形混浊发展到遮挡视轴后才影响视力。但是也有这样的病例,孤立的皮质混浊恰好挡住视轴,早期皮质性白内障也可严重影响视力。

(3)眩目:老年性白内障另外一个常见的症状是眩目。这种症状可能包括在明亮环境下的全光谱的对比敏感度的下降,由白天的轻度眩目到夜间来自汽车前灯的严重眩目。眩目是后囊下白内障的突出症状,皮质性白内障也有,但程度较轻,核性白内障较少发生。

(4)近视眼的发生和变化:白内障的发展常常引起晶状体屈光力的增加,导致轻度到中度近视眼的发生,或者使已有的近视眼加重。有老视眼的患者常常感觉近视力明显改善,本来戴的老视眼镜已经很少需要了。这种视力就是所谓的"第二视力"。但是,这种视力是暂时的,随着晶状体光学性能的恶化,第二视力终将丧失。典型的皮质性和后囊下白内障不发生近视眼的变化和第二视力。此外,晶状体导致的近视性变化,在双眼不对称的发展情况下,可能产生屈光参差,而需要手术干预。

(5)单眼复视:有时,晶状体核的变化集中在晶状体的内层,在晶状体的中央形成一个折射区,导致单眼复视的出现。这种情况用眼镜、角膜接触镜或三棱镜均不能矫正。

6. 诊断 医生在询问病史之后,要对老年性白内障患者进行仔细的全身和眼科检查。

(1)全身检查:为了发现影响眼部和白内障发生的全身疾病,眼科医生把患者转到内科检查。

(2)视力检查:用视力表进行远视力和近视力的检查。如果患者有眩目的感觉,应该在明亮的房间内进行视力检查。还应该检查对比敏感度,特别是当病史指出有眩目的问题时。

(3)手电筒摆动试验:如果患者的视力完全丧失,需要进行手电筒摆动试验,目的是判断患者是否有视神经和视网膜疾病,这些疾病将影响白内障摘除术后的视力。检查在暗室中进行,患者坐好,双眼注视远方(实际上什么东西也看不见),检查者持手电筒对患者的左右瞳孔交替照射,同时密切

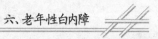

观察瞳孔大小的变化。结果有以下 3 种：①正常情况下,被照射眼的瞳孔迅速收缩,对侧眼的瞳孔也一致收缩。②白内障患者尽管视力丧失,但瞳孔反应正常。③如果一只眼有瞳孔传入神经的障碍,当光线照射到这只眼的瞳孔时,仅引起双眼瞳孔的轻微收缩。当光线照射到对侧没有瞳孔传入神经障碍的眼的瞳孔时,将引起双眼瞳孔的正常收缩。这种反应被称为 Marcus-Gunn 瞳孔。这个结果指出,有瞳孔传入神经障碍的眼可能有视神经或视网膜疾病,白内障手术后,视力改善的程度取决于这些疾病的严重程度。

(4)PAM 试验:PAM 试验(potential acuity meter test)是为了让医生知道白内障手术后,患者大概的视力水平。对于晚期白内障病例,手术摘除混浊的晶状体是最好的治疗。在决定手术之前,需要知道视力的丧失有多少是由于白内障,多少是由于其他原因。如果患者没有其他眼病,在白内障摘除后,视力应该恢复到正常水平。但是,某些白内障的患者还同时有其他眼病,以至于很难评估白内障摘除后视力的改善情况。为了解决这个问题,可用 PAM 试验进行评估。PAM 试验并不比阅读挂在墙上的标准视力表更为复杂,它是用特殊的潜视力仪发射一道类似激光的光束,将一个微小的视力表通过瞳孔投射到视网膜的黄斑上,让受试者阅读视力表。使用的是一种可以绕过白内障的特殊光线。因为这种试验绕过了白内障,所以可以评估白内障摘除以后的视力。

(5)裂隙灯检查:用裂隙灯检查角膜、前房、虹膜、晶状体、后房、玻璃体,以发现细微的变化和异常。

散大瞳孔后,仔细检查晶状体的形状、混浊的位置和范围。特别要注意晶状体核的大小和致密度,为超声乳化白内障吸出术做准备。晶状体的位置和小带的完整性也要检查,因为晶状体脱位可以说明以前眼受过外伤、有代谢性疾病或为过熟期白内障。

(6)眼底检查:只要晶状体混浊的程度允许,一定要用直接或间接检眼镜仔细检查眼底,充分了解和评估眼球后极部情况。因为患者视力下降的原因可能是视神经和视网膜的问题。白内障摘除后的视力明显受眼底病变的影响,如黄斑水肿、老年性黄斑变性等。

(7)外眼检查:要检查眼睑的位置,如果从儿童期开始就有上睑下垂,可能存在遮盖性弱视,它可能是视力下降的原因,而不是白内障本身。检查眼球的运动情况,以排除引起视力下降的其他原因,如斜视、斜视性弱视等。

7. 药物治疗　市场上出售很多治疗白内障的眼药,而且无需医生处方。但是西方医学文献一致指出,目前没有经过试验和被批准的能够延缓、预防、逆转老年性白内障发展的药物。

醛糖还原酶抑制剂被认为能够抑制葡萄糖向山梨糖醇的转化。在动物实验中显示,其有明显的预防糖性白内障的作用。

正在研究中的其他抗白内障药物有山梨糖醇降低剂、阿司匹林、谷胱甘肽提高剂,以及抗氧化剂维生素 C 和维生素 E 等。

8. 手术时机的选择　在使用白内障囊内和囊外摘除术

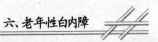

治疗白内障的时代,医生为了手术时能够将白内障尽量完全摘除,总是希望白内障完全成熟以后再做。患者被诊断白内障以后,要进行长时间的等待。复诊时,医生常对患者说,白内障还不成熟,需要继续等待。换句话说,需等到视力完全丧失后方能手术,给患者带来极大的不方便。

在广泛使用超声乳化白内障吸出术的今天,手术结果与白内障混浊的程度几乎没有关系,白内障的任何发展阶段皆可手术。因此,手术时机的选择常常由患者主观决定,即患者感觉白内障影响到自己的日常活动就可以手术。事实上,患者首次被诊断为白内障之后的数年内,通常对日常活动没有影响,可以看书、看电视、使用电脑、开车等。视力下降到难以进行日常活动,就是进行手术的最佳时机。

现代白内障摘除术只需要轻度麻醉,时间很短,大约30分钟。有一般全身疾病的患者可以耐受,对于心脏和肺部的影响不大。

以前做过屈光手术,如激光原位角膜磨镶术(LASIK),并不是白内障手术的禁忌证。

9. 囊内和囊外白内障摘除术　白内障摘除术是治疗老年性白内障的最有效、最权威、最可靠的方法。经过很多年的发展,出现各种手术方法,从古代的金针拨障术到今天的超声乳化白内障吸出术。

在现代白内障手术中,超声乳化白内障吸出术最好,它的最大优点是切口很小。与它平行发展的是眼内人工晶状体的广泛使用。目前,有各种在眼内不同位置,不同材料制造,植入方式不同的人工晶状体可供选择。

根据手术时晶状体后囊是否完整,白内障摘除术有两种主要类型:白内障囊内摘除术和白内障囊外摘除术。

(1)白内障囊内摘除术:在比较现代化的显微手术器械和较好的眼内人工晶状体出现之前,白内障囊内摘除术是白内障手术的首选方法。它摘除整个晶状体,包括后囊(图32)。这种手术的优点是,无需担心手术以后发生后发性白内障和后囊混浊的处理。施行该手术只需要很少的比较现代化的手术器械,不需要手术显微镜和眼内液体冲洗系统,实际上,当时这些仪器也还没有普及。

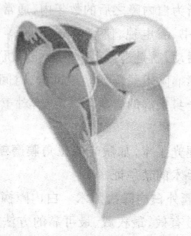

图 32 白内障囊内摘除术示意图

白内障囊内摘除术有很多缺点和手术后并发症。角膜缘的切口很大,通常为 $160°\sim180°$。大切口有以下危险:切口愈合延迟,视力恢复缓慢,术后出现明显散光,容易发生虹膜嵌顿、术后切口渗漏和玻璃体嵌顿。角膜水肿常常是术中和术后发生的并发症。

虽然由于手术后并发症多,白内障囊内摘除术的使用逐年减少,但是仍然可以用于晶状体小带完整性受到严重破坏的病例。在比较落后的地区,没有现代化的手术器械,治疗白内障依然可以使用白内障囊内摘除术。

(2)白内障囊外摘除术:与白内障囊内摘除术不同的是,囊外摘除术在打开前囊后,把晶状体核和皮质摘除,保留完整的后囊(图33)。由于保留了后囊,白内障囊外摘除术与囊内摘除术比较,有以下优点:①白内障囊外摘除术的切口较小,因此对角膜内皮的损伤较轻。②玻璃体和角膜、虹膜、切口粘连的短期和长期并发症被减少到最低程度,或者根本不发生。③因为有完整的后囊,有利于人工晶状体的植入;眼球移动时,减少虹膜和玻璃体的活动度;为分子在房水和玻璃体之间交换提供屏障。④减少囊样黄斑水肿、视网膜脱离和角膜水肿的发生率。⑤完整保留的后囊有助于防止细菌和其他微生物从前房进入玻璃体而引起眼内炎。⑥后囊

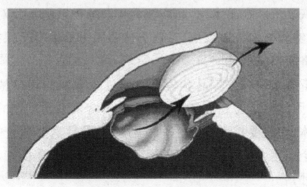

图33 白内障囊外摘除术示意图

完整对于第二次人工晶状体植入、滤过手术、角膜移植术、切口修复等比较容易和安全。

10. 超声乳化白内障吸出术 超声乳化白内障吸出术和标准白内障囊外摘除术的类似之处是，通过打开的前囊或前囊切开术后，将晶状体核摘除。手术时，两种方法都需要特殊器械冲洗和吸出液体及晶状体皮质。两种手术在摘除晶状体后，都把人工晶状体植入到后房的晶状体囊袋中，比植入到前房好得多。

这两种手术方法之间又存在明显的不同。在白内障囊外摘除术中，是用人工的方法摘除晶状体的核；而在超声乳化白内障吸出术中，是用超声波驱动的针粉碎晶状体的核，然后通过抽吸系统将晶状体物质吸出（图34A）。

超声乳化白内障吸出术比白内障囊外摘除术的切口要小得多，只有3毫米长，手术后会自行闭合。小切口的突出优点是，减少切口闭合不良引起的各种并发症，切口愈合快，视力恢复快。在手术中，超声波乳化和抽吸系统是相对闭合的，能够较好地控制眼压，对玻璃体的压力提供安全保护，减少脉络膜出血的危险。

折叠式眼内人工晶状体可以通过3毫米的切口植入到眼内，因此不需要缝合（图34B）。如果植入不能折叠的人工晶状体，切口要扩大到5～5.5毫米，手术后需要缝合1针。也有个别手术医生为了保险起见，即使切口闭合良好，也缝合1针。

各种白内障手术都非常有效，对于患者来说，最好的手术应该是手术医生最有把握、最有信心的手术方法。

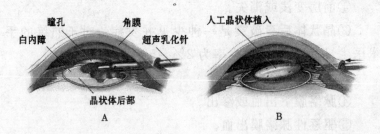

瞳孔　　　角膜　　人工晶状体植入

白内障　　　　超声乳化针

晶状体后部

A　　　　　　　　B

图 34　超声乳化白内障吸出术(A)和人工晶状体植入术(B)示意图

11. 周边虹膜切除术　　患者有闭角型青光眼,或者前房狭窄,有发生闭角型青光眼的危险,白内障手术时要做周边虹膜切除术,目的是减少发生瞳孔阻滞性青光眼的危险。房水由后房不仅能够通过瞳孔流到前房,也可通过虹膜周边切口流到前房,这样就减少了发生瞳孔阻滞的可能性。当然,也可以在白内障手术后做激光周边虹膜切除术。手术切除的虹膜的孔比激光切除的要大。

虹膜切除后可能产生某些不良反应。例如,别人可以看见虹膜上有个小孔,影响美容。另外,光线可通过小孔进入眼内,引起视觉干扰。但经过数月,眼和大脑常常能够学会补偿和忽视这种干扰。

有时候周边虹膜切除术形成的小孔可以自行愈合,也就是说孔不复存在,不起作用了。这就是手术医生有时候做两个孔的原因,一个孔愈合了,还有一个孔开放,可以起作用。

12. 手术并发症　　白内障摘除术是一种非常安全的手术,大约 98% 的患者不会发生并发症。但是与其他任何手术一样,白内障手术也有并发症。

(1)手术中并发症:白内障手术中的并发症如下。

①前房变浅或消失。

②晶状体后囊破裂是一种少见并发症。对于熟练的手术医生,后囊撕裂的发生率为2%～5%。

③角膜水肿。

④脉络膜下出血或渗出。

⑤驱逐性脉络膜出血。

⑥晶状体物质滞留。

⑦玻璃体破裂和嵌顿到切口内。

⑧虹膜根部断离。

(2)手术后并发症:白内障手术后数日或数周内可能发生的常见并发症如下。

①感染,白内障手术后立即发生感染是非常严重的情况,为眼科的急症。如果手术后眼睛出现比较严重的疼痛和红肿,应该马上到医院急诊。

②蓝视症,患者看任何物体都带有蓝色,常发生在白内障手术后数日、数周或数月。

③切口裂开,由于切口裂开导致浅前房或无前房。

④瞳孔阻滞,瞳孔收缩,与后面的人工晶状体紧贴,阻碍房水由后房流到前房,导致眼压升高。

⑤睫状环阻滞,睫状体水肿或收缩,使睫状环变小,与人工晶状体的赤道部相贴,阻碍房水向前流动,房水倒流到晶状体后方和玻璃体腔使眼压升高(恶性青光眼)。

⑥脉络膜脱离。

⑦脉络膜上腔出血。

⑧角膜上皮和间质水肿。

⑨眼压过低。

⑩玻璃体角膜粘连和持续性角膜水肿。

⑪延迟性脉络膜出血。

⑫前房积血。

⑬眼压升高,白内障手术后可能发生青光眼,这种青光眼很难控制。它通常合并有炎症,特别是伴有晶状体核的碎块掉到玻璃体腔引发的炎症。也可发生新生血管性青光眼,特别是糖尿病患者。

⑭囊样黄斑水肿,发生在手术后数日或数周。多数病例可以在手术后1个月左右治愈。

⑮视网膜脱离,在手术中和手术后发生。如果手术后眼前出现黑点、漂浮物、闪光,应该立即到医院复查。

⑯急性眼内炎,是眼内组织的严重感染,通常在眼内手术或眼球穿通伤后发生。

⑰色素膜炎-青光眼-前房出血综合征。

(3)晚期并发症:白内障手术后数周或数月可能发生的主要并发症如下。

①缝合引起的散光。

②植入人工晶状体的偏离和脱位。

③角膜水肿和大泡性角膜炎。

④慢性色素膜炎。

⑤慢性眼内炎。

⑥植入屈光度错误的人工晶状体。

13. 后发性白内障　在有些病例,人工晶状体的晶状体后囊在手术后数月或数年发生混浊,这种晶状体的混浊称为

"后发障"或"继发性白内障"。这是白内障手术后的一种生理性变化，后囊细胞增生、移行，使后囊变厚、混浊。

　　如果后发性白内障引起视力明显下降，医生可使用钕：钇铝石榴石（Nd：YAG）激光器发射的激光束，通过瞳孔、人工晶状体在囊膜上打一个孔，使光线能够再次通过人工晶状体，在视网膜上成像，使视力恢复，这种手术称为激光后囊切开术（图35）。这是一种门诊手术，安全，而且没有疼痛，手术大约只需要5分钟。

　　激光后囊切开术不能用于预防后发性白内障，因为无法预知哪些患者在白内障手术后将要发生后发性白内障。

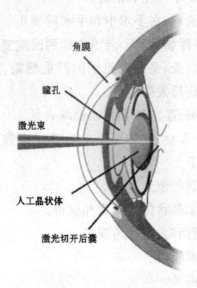

角膜

瞳孔

激光束

人工晶状体

激光切开后囊

图35　激光后囊切开术示意图

14. 人工晶状体　如果把人的眼球比作照相机，白内障

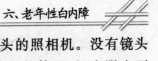

摘除以后,眼球就相当于一架没有镜头的照相机。没有镜头的照相机无法获取清晰的影像。摘除晶状体以后,人眼也不能看清楚外界物体。修理照相机的办法,是安装一个新的镜头。人眼也一样,需要安装一个新的晶状体,这种晶状体称为眼内人工晶状体(图36)。

自然晶状体聚焦光线,在使我们有良好视力方面起着极其重要的作用。白内障摘除后,为了获得良好视力,用人工晶状体代替自然晶状体是必需的。因为植入的人工晶状体位于或接近位于已经摘除的自然晶状体的位置,视力得以恢复,周边视力、深度觉、影像大小等不受影响。人工晶状体通常永久在位,不需要维护和处理。患者没有感觉,别人也看不出来。

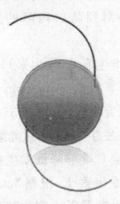

图36 人工晶状体

15. 预后 在完成的白内障手术中,大约98%没有严重的并发症。老年性白内障的预后非常好,绝大多数患者的视力在手术后可以恢复。如果有其他眼病,视力改善的程度将受制于其他眼病的发展和严重程度。虽然白内障手术非常安全,但是也不可避免地可能发生很多并发症。手术之前一定要向医生了解手术可能出现的危险。

16. 预防 任何人只要寿命足够长,都将发生老年性白内障。目前没有科学的预防方法,但是避免大量紫外线照射、戒烟、良好的饮食习惯可延缓老年性白内障的发展。在阳光下戴一副防紫外线眼镜是很有帮助的。

因为白内障是失明的主要原因,所以大量的研究集中在预防白内障或减缓其发展方面。抗氧化剂和某些维生素被认为对预防白内障的发生和延缓其发展可能有一定作用。

(1)维生素 C:维生素 C 是强力抗氧化剂,能够预防和治疗白内障。根据《American Journal of Clinical Nutrition》上发表的研究报告,每日服 360 毫克维生素 C,能够减少 60 岁以下女性发生白内障的危险。对于超过 60 岁的男性和女性,维生素 C 能够降低发生白内障的严重程度。

(2)维生素 E:根据"canada free press.com"发表的意见,服维生素 E 补充剂(每日至少 400 单位),能够降低发生白内障的危险性达 50%～70%。维生素 E 能够减少晶状体的蛋白质向周围组织漏出的量。为了减少发生白内障的危险,每日饮食中至少要包括 3.5 份水果和蔬菜,以及其他富含维生素 E 和维生素 C 的食物。

(3)B 族维生素:根据"eyes4lasik.com"的意见,服用 B 族维生素能够增加眼部的健康。维生素 B_2(核黄素)特别有助于提高维生素 B_6、叶酸、葡萄糖、红细胞的活性。缺乏维生素 B_2,晶状体和其他眼部的湿润区将受到损害,如发生白内障。我们可以从豌豆、麦芽、全谷物、杏仁、酸奶、动物肝、牛奶和花椰菜中获取 B 族维生素。

(4)叶黄素和玉米黄质:除维生素 C 和维生素 E 之外,

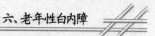

叶黄素和玉米黄质提供的抗氧化作用能够减缓白内障的发展。深绿色的叶菜,如甜菜、菠菜、甘蓝可为我们提供丰富的叶黄素和玉米黄质。

(5)鱼类:鱼含有大量 ω-3 脂肪酸,吃鱼能够降低发生白内障的危险性和减缓它的发展。

七、青光眼

(一)基础知识

从大约公元前 400 年青光眼被发现以来,青光眼的定义一直在变化。特别在近 100 年内,青光眼的概念不断改进和提炼。目前的看法是,青光眼并不是单纯指一种眼病,而是视神经损害导致视力丧失的一组眼病。高眼压通常是,但并不总是引起视神经损害的原因。眼压下降后,视神经的损害停止,但是已经受损害的视神经不能恢复。

在全世界,青光眼是不可逆性失明发生的第二大原因,仅次于白内障。原发性开角型青光眼使全世界 300 万以上患者双眼失明。每年发生原发性开角型青光眼的患者超过 200 万。

有若干超过 5 年的研究显示,在没有青光眼症状人群中,青光眼的发病率,在眼压为 2.79～3.33 千帕(21～25 毫米汞柱)的人群中为 2.6％～3％;在眼压为 3.46～3.99 千帕(26～30 毫米汞柱)的人群中为 12％～26％;在眼压高于 3.99 千帕(30 毫米汞柱)的人群中为 42％。

在 2010 年第三届世界青光眼日,江苏省人民医院眼科主任袁志兰教授介绍,我国青光眼发病率在一般人群中是

0.68%，随着年龄的增长，发病率逐渐增加，40岁以上人群发病率超过2%，而65岁以上则达4%～7%。目前国际上青光眼的未诊断率为50%，而我国达90%。也就是说，我国有高达90%的青光眼患者并不知道自己患有青光眼（资料来自中国江苏网）。

1. 病因　正常眼压的范围是1.33～2.79千帕（10～21毫米汞柱）。眼压高是指眼内的压力超过2.79千帕（21毫米汞柱）。

国际通用的眼压单位是毫米汞柱（mmHg），而我国法定的眼压单位是千帕（kPa）。两种单位的换算：1千帕＝7.5毫米汞柱，1毫米汞柱＝0.133千帕。

房水产生和排出的过程类似水龙头一直打开流入水的水槽，流出来的水被不断排泄到下水道。如果水槽排出道被堵塞，水就会溢出。假设水槽是一个封闭系统，像眼球一样，水不能溢出，则水槽的压力必然增加。类似情况，如果眼球的小梁网被堵塞，眼压就必然升高。在另外一种情况下，水龙头开得太大，出水量超过水槽排水管的排出量，水也会溢出。我们仍然假设水槽是一个封闭系统，水槽的压力必然升高。同理，如果眼内的房水产生过多，眼压也会升高（图37）。在上述两种情况下，因为眼球是封闭系统，如果不能将增加的房水排出，眼压逐步升高，就可能导致视神经的损害，发生青光眼。

关于眼压升高引起青光眼性损害的理论有多种，主要的两种理论：①血管功能障碍引起视神经缺血。②视神经通过筛板时，轴突受到压迫，出现机械性障碍。

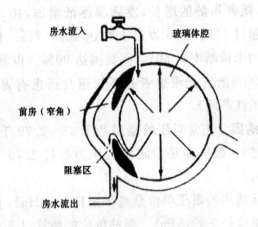

房水流入
玻璃体腔
前房（窄角）
阻塞区
房水流出

图 37　眼压升高原理示意图

2. 分型　青光眼的类型很多,主要有两种类型:开角型青光眼和闭角型青光眼。它们的共同特点是眼压升高。如果进一步分类,青光眼主要有以下 4 种。

(1)原发性开角型青光眼(又叫慢性青光眼或开角型青光眼):为最常见的一种青光眼。它发展缓慢,逐渐损害视神经和影响视力。"开角"是指发病时前房角是正常的、开放的(图 38 A)。

(2)原发性闭角型青光眼(又叫急性青光眼或闭角型青光眼):这种青光眼发病时前房角是狭窄或关闭的(图 38 B),也是一种比较常见的青光眼。病情发展极快,引起剧烈眼部疼痛,伴有恶心和呕吐,迅速影响视力。

(3)继发性青光眼:所谓"原发性"青光眼是指发病原因尚不清楚的青光眼。而"继发性"青光眼有明确的发病原因,如眼外伤、炎症、肿瘤、晚期白内障、糖尿病等引起的青光眼。

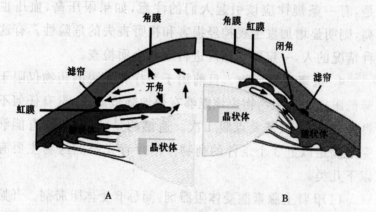

图38　房角(A.开角;B.闭角)和房水流动(箭头)示意图

继发性青光眼的症状和体征包括原发眼病的症状和体征,以及典型的青光眼症状。

(4)先天性青光眼:该型青光眼发生在婴儿期,由于在胎儿期房水排出管道发育不正常。先天性青光眼比较少见,可能与遗传有关。

本书仅介绍与中老年人关系比较密切的原发性青光眼和继发性青光眼中的新生血管性青光眼。

3.眼压和青光眼　青光眼指视神经受到伤害,通常是眼压升高引起的。但是,青光眼患者中大约有1/5的眼压水平在正常范围,称之为正常眼压青光眼。在这种情况下,视神经伤害是由相对较低的眼压引起的,与其他因素有关,如血液供给不好,使视神经对较低的眼压敏感等。

反之,有些人眼压高,但视神经正常,没有视野缺损,被认为有发生青光眼的危险,称为高眼压症或可疑青光眼。但是,有一条规律应该引起人们的注意,如果眼压高,血压也高,则明显增加发生视神经损害和视野丧失的危险性。有这种情况的人,一定要到医院进行眼科全面检查。

4. 抗青光眼药物 目前用于治疗青光眼的药物仅限于降低眼压。理想药物应该能够有效地降低眼压,没有任何不良反应,每天只需要点眼 1 次。遗憾的是,目前还没有能够完全满足以上 3 个条件的药物。治疗青光眼的药物主要有以下几类。

(1)β肾上腺素能受体阻滞剂:简称 β 受体阻滞剂。开始作为全身用药,治疗心血管疾病。后来发现口服、静脉注射、滴眼均有降低眼压的作用。经过不断的研究和发展,发现了多种不良反应很小、降眼压作用良好的 β 受体阻滞剂,广泛用于治疗原发性开角型青光眼、原发性闭角型青光眼、多种继发性青光眼、高眼压症、眼科激光手术后和白内障手术后的眼压升高。

β 受体阻滞剂的作用机制是通过抑制睫状上皮内环磷酸腺苷(cAMP)的合成,减少房水的产生,从而降低眼压。常用的 β 受体阻滞剂包括以下几种。

①噻吗洛尔(timolol)。为非选择性 β_1 和 β_2 受体阻滞剂。对于正常人和青光眼患者均有明显的降眼压作用。噻吗洛尔的降眼压作用比肾上腺素强,比毛果芸香碱略强或持平。因为不良反应少,不影响瞳孔大小,容易为患者接受。它没有角膜麻醉和结膜下纤维化等不良反应。0.25%滴眼剂每日点眼 2 次,眼压控制良好,可改为每日点眼 1 次。如果眼压不能控制,可改用 0.5%滴眼剂,每日点眼 1~2 次。

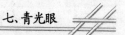

②左旋布诺洛尔(levobunolol)。也是非选择性β受体阻滞剂。降眼压效果和不良反应与噻吗洛尔相当。0.5％滴眼剂,每日点眼1～2次。

③卡替洛尔(carteolol)。为非选择性β受体阻滞剂。1％卡替洛尔与0.5％噻吗洛尔的降眼压作用相当。前者的优点是对心率没有影响。1％滴眼剂,每日点眼1～2次。效果不理想,可换2％滴眼剂,每日点眼2次。

④美替洛尔(metipranolol)。也是非选择性β受体阻滞剂。降眼压效果和安全性与噻吗洛尔、左旋布诺洛尔相当。有0.1％、0.3％滴眼剂,每日点眼1～2次。

⑤倍他洛尔(betaxolol)。为选择性β_1受体阻滞剂。作用机制与噻吗洛尔相同,使房水生成减少。降眼压效果比0.25％和0.5％的噻吗洛尔差,治疗青光眼常需有其他药物的辅助。倍他洛尔的优点是肺部不良反应较少,适用于有哮喘和支气管痉挛的青光眼患者。有0.25％和0.5％的滴眼剂,每日点眼1～2次。

⑥美托洛尔(metoprolol)。与倍他洛尔一样,是选择性β_1受体阻滞剂,肺部不良反应少。3％滴眼剂的降眼压效果与噻吗洛尔大致相同。2％滴眼剂,每日点眼1～2次。

(2)α肾上腺素能受体激动剂

①肾上腺素(epinephrine)。为非选择性肾上腺素能受体激动剂,通过刺激α和β肾上腺素能受体,发挥拟交感神经的作用。肾上腺素的作用机制:首先,通过β_2受体激动作用使血管收缩,抑制房水生成;其次,增加房水外流,使眼压下降。

肾上腺素的眼部不良反应有滤泡性结膜炎、角膜内皮损伤、眼部缺氧。全身不良反应有高血压、心律失常等。由于这些不良反应,现在治疗青光眼已经不使用肾上腺素。

②地匹福林(dipivefrin)。是一种前体药,本身没有药理活性,在角膜和前房中水解转化为肾上腺素,发挥降低眼压和散大瞳孔的作用。地匹福林的亲脂性比肾上腺素大100～600倍,对角膜的穿透力大 17 倍,降眼压作用大 10 倍。0.1％地匹福林的降眼压作用介于1％和2％肾上腺素之间,与0.5％的倍他洛尔相当。不良反应比肾上腺素小。因为有散瞳作用,地匹福林不可用于未经手术治疗的闭角型青光眼。地匹福林曾经是原发性开角型青光眼长期治疗的标准用药之一,但是目前已经较少用于临床。0.1％的滴眼剂,每日点眼 2 次,可获得最大降眼压作用。

③阿可乐定(apraclonidine)。为选择性 α_2 受体激动剂,通过减少房水生成,而使眼压下降。0.5％阿可乐定每日点眼 3 次的降眼压效果与 0.5％噻吗洛尔每日点眼 2 次相当。阿可乐定的眼部不良反应有接触性皮炎、滤泡性结膜炎、眼睑退缩、瞳孔散大、结膜苍白。全身不良反应有头痛、口干、疲劳、心动过缓和低血压。阿可乐定的主要治疗价值是其短期降眼压作用,1％滴眼剂用于治疗激光手术后一过性眼压升高。0.5％阿可乐定,每日点眼 2 次,可用于青光眼的长期治疗。

④溴莫尼定(brimonidine)。为一种高度选择性 α_2 受体激动剂。其作用机制类似阿可乐定,抑制房水的生成。此外,它还能够增加葡萄膜巩膜房水外流,再使眼压下降

26%。0.2%溴莫尼定的降眼压效果相当于0.5%噻吗洛尔,而高于0.25%的倍他洛尔。0.2%溴莫尼定在预防激光手术后眼压升高方面和阿可乐定一样有效。眼部不良反应有眼部过敏、结膜滤泡和眼睑水肿等。全身不良反应包括口干、疲劳、困倦、头痛等。一般来说,溴莫尼定的不良反应比阿可乐定要少。0.2%溴莫尼定,每日点眼3次,用于长期治疗原发性开角型青光眼和高眼压症。溴莫尼定也用于预防激光手术后暂时性眼压升高。

(3)碳酸酐酶抑制剂:口服碳酸酐酶抑制剂乙酰唑胺,于1954年开始用于治疗青光眼,具有良好的降眼压效果,但是其严重的不良反应限制了它的使用。局部用药存在酶抑制作用不强、眼部难以吸收、生物利用率低等问题。科学家通过对碳酸酐酶结构的改造,增强其脂溶性和水溶性。多佐胺和布林佐胺滴眼剂分别于1995年和1998年用于治疗青光眼。

①乙酰唑胺(acetazolamide)。直接对睫状体睫状上皮内的碳酸酐酶进行抑制,而使房水生成减少21%~30%。噻吗洛尔对睡眠中房水生成没有明显影响,而乙酰唑胺可使已经很低的夜间房水生成率再降低24%。口服乙酰唑胺500毫克,1~1.5小时后眼压开始下降,2~4小时达峰值,持续4~6小时。可用乙酰唑胺联合缩瞳剂或β受体阻滞剂治疗急性闭角型青光眼,使眼压迅速下降,房角开放,为激光或手术实施周边虹膜切除术奠定基础。该药也可用于治疗原发性开角型青光眼,但仅在滴眼剂控制眼压不满意时使用,而不宜长期使用。乙酰唑胺的眼部不良反应很少,只有

暂时性药物性近视和睫状体水肿引起睫状体-虹膜膈前移，导致前房变浅。全身不良反应常见，包括感觉异常（口周、手指和足趾麻木和刺痛感）、萎靡不振、疲劳、体重下降、厌食、忧郁、性欲下降、多尿等。对于原发性开角型青光眼，开始口服每次 250 毫克，每日 1～4 次，维持量根据眼压反应而定，达到目标眼压后，剂量越小越好。

②甲醋唑胺（methazolamide）。是另外一种口服降眼压的碳酸酐酶抑制剂。其作用机制、使用范围和不良反应均与乙酰唑胺相同或类似。甲醋唑胺的主要优点是使用剂量明显少于乙酰唑胺，因此不良反应减少。甲醋唑胺每次 25 毫克，每日口服 2 次，就能达到治疗效果。

③多佐胺（dorzolamide）。多佐胺是 1995 年在美国被批准使用的局部碳酸酐酶抑制剂。它的降眼压机制是减少房水的生成。2％多佐胺可使全天平均眼压下降 18％～22％。在持续 1 年的临床研究中，对比 2％多佐胺、0.5％噻吗洛尔和 0.5％倍他洛尔的降眼压作用，各药都是每日点眼 2 次。结果显示，平均眼压下降率，多佐胺为 23％、噻吗洛尔为 25％、倍他洛尔为 21％。多佐胺用于治疗原发性开角型青光眼和高眼压症，也可用于预防激光手术后的眼压升高。多佐胺的眼部不良反应很少，主要为一过性雾视、短暂烧灼感和刺痒、异物感和充血。多佐胺的主要优点是全身不良反应比口服碳酸酐酶抑制剂明显减少。一般使用 2％多佐胺滴眼剂，每日点眼 2～3 次。

④布林佐胺（brinzolamide）。为 1998 年在美国批准使用的局部碳酸酐酶抑制剂。该药的降眼压机制、应用范围和

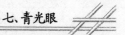

不良反应均与多佐胺相同或类似。1%布林佐胺与2%多佐胺的降眼压效果相当。每日点眼3次,眼压下降率,布林佐胺为19.1%,多佐胺为20.1%。布林佐胺滴眼剂的浓度为1%,每日点眼2~3次。

(4)前列腺素类似物:前列腺素是人体内广泛存在的一类生理活性物质,多数组织,包括角膜、结膜、虹膜、小梁网、睫状体等的细胞都能合成前列腺素。前列腺素参与人体的生理和病理调节。前列腺素滴眼对眼压影响的研究发现,开始眼压升高,随后下降,持续15~20小时。1977年眼科学家发现,将滴眼的前列腺素剂量减少到5微克,则只使眼压下降,而没有开始阶段的眼压升高。科学家认识到前列腺素可能适用于治疗青光眼,从而广泛开展研究。拉坦前列腺素于1996年在美国被批准上市。

前列腺素类似物的发展和应用,是青光眼药物治疗的革命性发展。不仅因为前列腺素类似物是继20世纪70年代β受体阻滞剂出现以来,发现的新一类抗青光眼药物,而且因为它降眼压效果好,不良反应少,治疗青光眼非常有效。

①拉坦前列腺素(latanoprost)。该药是前列腺素F2α-异丙基脂前体药的类似物。其降眼压的机制与以前各类降眼压药物不同,既不减少房水生成,也不增加通过小梁网的房水排出,而是通过松弛睫状肌,增宽肌间隙,增加葡萄膜巩膜房水外流,而使眼压下降。拉坦前列腺素可用于治疗原发性开角型青光眼、原发性闭角型青光眼和高眼压症。对婴幼儿青光眼的治疗效果较差。拉坦前列腺素的眼部不良反应很少,比较常见的有眼周围皮肤和虹膜色素沉着、睫毛增多

和变黑、变长、变粗(有一定美容作用)。使用滴眼剂,进入血液循环系统的前列腺素的量仅为体内各个组织正常分泌总量的极少部分,故几乎不发生全身不良反应。

拉坦前列腺素滴眼剂的浓度为 0.005%,每日点眼 1 次。

②乌诺前列腺素(unprostone)。该药 2000 年被美国批准用于临床。其降眼压机制与拉坦前列腺素类似。0.12%乌诺前列腺素 1994 年在日本开始用于治疗青光眼。研究显示,0.12%乌诺前列腺素每日滴眼 2 次,可使眼压下降 11%~23%。降眼压作用不及拉坦前列腺素,也不及噻吗洛尔。0.15%乌诺前列腺素每日点眼 2 次。

③曲伏前列腺素(travaprost)。该药 2001 年被美国批准用于临床。该药降眼压机制与拉坦前列腺素类似。曲伏前列腺素的降眼压作用比噻吗洛尔略强,而与拉坦前列腺素相当。0.004%曲伏前列腺素每日点眼 1 次。

④贝美前列腺素(bimataprost)。该药 2001 年被美国批准用于临床。贝美前列腺素的降眼压机制主要是增加葡萄膜巩膜房水外流,也使通过小梁网的房水外流增加。0.03%贝美前列腺素每日点眼 1 次,可使眼压下降 30.4%,而 0.5%噻吗洛尔仅使眼压下降 26.2%。贝美前列腺素的降眼压作用与拉坦前列腺素相当。0.03%贝美前列腺素每日点眼 1 次。

(5)胆碱能受体激动剂:是能够产生与乙酰胆碱类似生物效应的一类药物,又称为胆碱能拟似药或副交感神经拟似药,临床上通常称为缩瞳药。自从 19 世纪 70 年代缩瞳剂(以毛果芸香碱为代表)应用于临床,100 多年来,一直是治

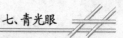

疗原发性开角型青光眼的第一线药物。20世纪70年代发现β受体阻滞剂能够治疗青光眼以后,不良反应相当严重的缩瞳剂的首选药物地位逐渐被β受体阻滞剂、肾上腺素能受体激动剂、前列腺素类似物和局部碳酸酐酶抑制剂所取代。基于这种情况,本书仅介绍该类药物中最具代表性的药物毛果芸香碱。

毛果芸香碱滴眼剂的降眼压机制是刺激睫状肌收缩,牵拉睫状突使小梁网发生构形变化,增加房水的外流,可使眼压下降15%～25%。全身不良反应比较少见,而眼部不良反应则很常见,包括额部疼痛、诱导性近视眼、瞳孔缩小(导致视力下降)、前房变浅、视网膜脱离、角膜内皮的毒性反应、血-脑屏障的破坏、过敏和毒性反应、滤泡性结膜炎、非典型性带状角膜病变等。

通常用1%～2%毛果芸香碱滴眼剂,每日点眼4次。含4%毛果芸香碱的凝胶,每日1次,就寝前使用,降眼压效果可持续24小时。

(6)高渗剂:随着局部抗青光眼药物的不断发展和进步,需要口服或静脉给药的高渗剂在临床上的使用正逐渐减少,如甘油和甘露醇。目前,高渗剂仅用于闭角型青光眼和其他原因引起的眼压急剧升高。

高渗剂能够迅速减少玻璃体的容积,从而使眼压下降。高渗剂的不良反应十分严重,包括头痛、颈痛、多尿、肺水肿、心力衰竭、颅内出血、肾功能不全等。

①甘油。50%甘油,按每千克体重1～1.5克口服。给药后10分钟内眼压开始下降,30分钟达峰值,持续5小时。

②甘露醇。25％甘露醇,按每千克体重 1～2 克静脉注射。20～60 分钟内起效,持续 2～6 小时。当口服甘油效果不佳或患者不能耐受时可换用甘露醇。

5. 联合用药 治疗青光眼的固定联合制剂有以下优点:使用方便,增加患者的顺应性,更加有效,节省费用。美国市场上目前有两种固定联合制剂:①2％盐酸多佐胺和 0.5％马来酸噻吗洛尔眼药水(商品名:cosopt)。②0.2％酒石酸布林佐胺和 0.5％马来酸噻吗洛尔眼药水(商品名:combigan)。

联合药物治疗青光眼的研究显示,用 0.5％噻吗洛尔每日点眼 2 次,叠加 2％多佐胺每日点眼 2 次后,眼压进一步下降。多佐胺和噻吗洛尔联合使用,使房水生成减少 51％,眼压下降 18％～24％。临床试验证明,2％多佐胺和 0.5％噻吗洛尔的固定联合制剂的降眼压作用,与这两种药分别点眼的联合应用的作用相当。

用 0.5％噻吗洛尔每日点眼 2 次,治疗原发性开角型青光眼和高眼压症患者,加用布林佐胺每日 3 次点眼,可使眼压再下降 0.55 千帕(4.1 毫米汞柱)。比较每日 2 次多佐胺或布林佐胺与 0.5％噻吗洛尔的叠加作用,两种给药方式的降眼压效果相当。

在使用固定联合制剂前,重要的是要先证明联合制剂中的每一种药都能够有效降低眼压。上述两种固定联合制剂的眼部不良反应和耐受性,都类似于其中的每一种药。

6. 如何点眼药水 原发性开角型青光眼的主要治疗方法是点眼药水,需要点 1 种或 1 种以上眼药水,每天点 2～3

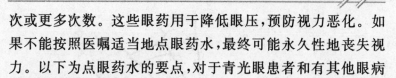

次或更多次数。这些眼药用于降低眼压,预防视力恶化。如果不能按照医嘱适当地点眼药水,最终可能永久性地丧失视力。以下为点眼药水的要点,对于青光眼患者和有其他眼病需要点眼药水的患者均有帮助。

(1)点眼药水前,用肥皂洗手,有助于减少眼部感染和眼药水被污染的机会。

(2)如果把放在冰箱里的眼药水拿出来就用,因为感觉冷,一挤眼,大部分眼药水会流出眼外。因此,最好把眼药水先放在室温下,温度上升后再用。

(3)如果同时点1种以上的眼药水,点第一种眼药水之后,需等5分钟后再点第二种。点3种眼药水也一样,依次要等5分钟。这样做的目的是使先点的眼药水能够被吸收,而不被第二种眼药水冲走。

(4)躺下,面向上,点眼药水最方便。如果坐着点,颈部向后弯曲,面部向上。

(5)用左手的食指轻轻把下眼睑向下拉,使眼睑和眼球之间形成一个小袋(图39)。把眼药水滴在下睑的小袋内比直接滴在眼球上要舒服得多。

(6)用右手的拇指和食指拿住眼药水的瓶子,瓶口向下。为了稳定,右手的手掌可靠在左手的适当部位。挤压瓶子将1滴眼药水滴到下睑的小袋内(图39)。

(7)不要让瓶口接触到手和眼部,以免眼药水被污染和引起眼部感染。

(8)挤压瓶子时,一定要轻,挤出1滴眼药水正合适。通常滴1滴眼药水就足够了。虽然滴第二滴没有必要,如果滴

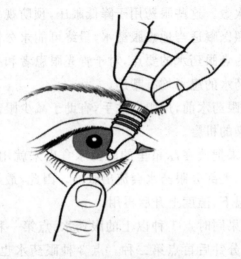

图39　正确点眼药水示意图

了也无所谓,因为第二滴眼药水会把第一滴冲走。

(9)缓慢放开下睑,移开左手食指。

(10)轻闭上眼,持续几分钟。多次眨眼或挤眼可能把眼药水挤出去,而影响治疗效果。

(11)为了防止眼药水从泪小点流进鼻腔,可用手指压住内眦部的皮肤。眼药水流入鼻腔,一是降低疗效,浪费药物;二是药物被吸收入血,可能引起全身不良反应。给右眼点药,用左手中指向下牵拉下睑,食指压住内眦角泪囊部皮肤;给左眼点药,用左手食指向下牵拉下睑,中指压住内眦角泪囊部皮肤。

（二）原发性开角型青光眼

原发性开角型青光眼是以视网膜神经节细胞丧失和视神经萎缩为特征的进行性视神经病变。原发性开角型青光眼是青光眼性疾病的一个亚种，其特点如下：①原发性开角型青光眼是多种原因引起的慢性、进行性视神经损害。其主要特点是视神经纤维的逐步丧失。②除视神经纤维丧失之外，原发性开角型青光眼还有前房角开放、视野异常、眼压高等特点。③在没有其他已知青光眼性病变的情况下，视乳头出现凹陷和萎缩。④原发性开角型青光眼并不是高眼压的同义词或惟一的条件。高眼压是该病发生的危险因素，但不是该病的诊断依据。

1. 病因　原发性慢性青光眼的房角是开放的，房水通过小梁网排出的能力下降是眼压升高的原因。小梁网阻碍房水排出的机制目前尚不完全清楚，但有多种理论。

（1）小梁网被聚集的某些物质堵塞。

（2）小梁网内皮细胞丧失。

（3）Schlemm 管内壁内皮上的小梁网的孔眼在密度和尺寸上减少。

（4）正常吞噬功能的丧失。

（5）神经反馈机制失调。

（6）其他还包括皮质类固醇代谢的变化、肾上腺控制失调、免疫功能异常、小梁网的氧化性损害等。

2. 危险因素　原发性开角型青光眼常常被称为"视力

的顺手牵羊的小偷"。大多数病例在没有明显症状的情况下,眼压升高和视力下降。每个人都有发生青光眼的危险性,但是某些人的危险性高得多。青光眼的主要危险因素如下。

(1)比较确定的危险因素:眼压升高的病史、年龄超过45岁、有青光眼家族史、高度近视眼、应用皮质类固醇、眼部外伤史。

(2)可能的危险因素:心脏病、糖尿病、偏头痛、高血压病、血管痉挛或狭窄。

(3)其他危险因素:肥胖症、吸烟、饮酒、有应激反应史、焦虑。

3. 症状 原发性开角型青光眼通常没有症状,不出现眼痛和眼红。大多数青光眼患者直到比较严重的视野缺损出现之前,并不知道自己的眼出了问题。原因是青光眼性视野缺损是从周边视野开始,而我们看远处的物体和阅读书籍用的是中心视力,而该病发展到晚期才影响中心视力。此外,原发性开角型青光眼影响双眼,但是一只眼的发展速度常常比对侧眼快。当一只眼的视野开始出现缺损时,对侧较好的眼会弥补患眼的缺陷。

有些老年患者当视力下降时,自认为是衰老的结果而不予理会,很可能多年都不到医院检查眼部。有青光眼而不进行治疗,是全世界人群中失明的主要原因。如果早期发现和诊断,及时治疗,失明是完全可以避免的。

4. 诊断 每一位年龄在35～40岁的人,至少应每5年到眼科进行1次眼科全面检查。年龄超过50岁的人,要每

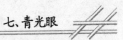

2～3 年检查 1 次。有上述危险因素的人,对眼部的检查尤为重要,35 岁以后最好每年检查 1 次。眼部检查可以在明显视力下降之前发现青光眼的早期症状。大多数患者都是在常规眼科检查中被发现的。

年龄超过 40 岁,父亲、母亲、兄弟或姐妹中有青光眼患者的人应该到眼科检查。如果自己被发现有青光眼,应该立即通知近亲属,让他们也去眼科检查。

对于晚期原发性开角型青光眼的诊断比较容易,患者有明确的特征性的视乳头损害和视野缺损。早期诊断比较困难,视乳头改变或视野异常可能模棱两可。当没有足够的证据支持时,可作为可疑青光眼密切观察,注意视乳头和视野的发展和变化。

进行性发展是原发性开角型青光眼的重要特征。在没有治疗的情况下,视乳头外观和视野稳定不变,就不能诊断青光眼。诊断青光眼的主要检查项目如下。

(1)视力:要与以前的视力检查结果进行比较。如果视力下降,必须排除可能引起视力下降的其他原因,如白内障、老年性黄斑变性、外眼疾病(如干眼症)或药物不良反应等。

(2)眼压:最好的测量眼压的眼压计是 Goldmann 压平眼压计(图 40 A)。因为它十分昂贵,使用并不普遍,只有较大医院的眼科才有。Schiøtz压陷眼压计(图 40 B),因为构造简单、价钱便宜,使用十分广泛。吹气式非接触眼压计,因为测量时不接触眼球,不需要麻醉,能杜绝交叉感染,使用日益广泛。

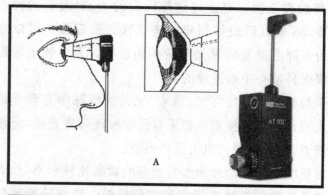

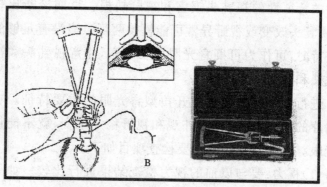

图 40   Goldmann 压平眼压计(A)和Schi∅tz压陷眼压计(B)

眼压在一天中不断变化,早上的头几小时较高,所以在记录眼压时,最好注明测量时间。如果双眼眼压相差 0.4 千帕(3 毫米汞柱)或以上,应该怀疑为青光眼。几次的测量结果平均相差在 10% 以上,也要高度重视。在确定治疗计划前,应该在不同时间重复测量眼压 2~3 次。必要时,做从早到晚测量眼压的日曲线。日曲线变化超过 0.7~0.8 千帕(5~6 毫米汞柱),增加发生原发性开角型青光眼

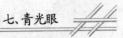

的危险。

在测量眼压的同时测量角膜中央的厚度,现在几乎已经成为一种标准。从理论上讲,角膜厚度薄,眼压计的读数偏低;角膜厚度厚,眼压读数偏高。然而,角膜厚度对眼压测量的作用无法预测,角膜厚薄对眼压计读数影响的程度也还没有统一的意见。角膜厚度仅仅是角膜生物化学属性中的一种,如角膜很薄,但硬度大,眼压计读数偏高,而不是偏低。现在有很多新的测量眼压的方法,目的是克服角膜生物化学属性的各种差别,得到眼压的真实结果。

(3)前房角:使用裂隙灯和前房角镜检查前房角。原发性开角型青光眼的前房角是宽的、开放的(图 38A)。前房角镜检查的目的是除外闭角型青光眼和继发性青光眼。

(4)视乳头:对于诊断原发性开角型青光眼,视乳头检查非常关键,只有当视乳头出现青光眼性变化,才能诊断青光眼(图 41)。常用的直接检眼镜,看到的视乳头放大良好,但没有立体感。裂隙灯加前置镜看到的视乳头有立体感。最好进行眼底立体照相,用以观察和比较视乳头的发展和变化。

(5) 视野:自动静态阈值视野计(如 Humphrey 视野分析仪)是原发性开角型青光眼诊断和监测的标准视野计。早期原发性开角型青光眼视野检查的结果可能是正常的,估计视网膜神经节细胞丧失 50%,才开始出现视野缺损。视野的早期变化为盲点扩大,然后发展到弧形暗点,最后视野高度缩小,仅残留"视岛",或称管状视野(图 42)。

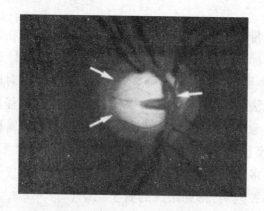

图 41 青光眼性视乳头凹陷

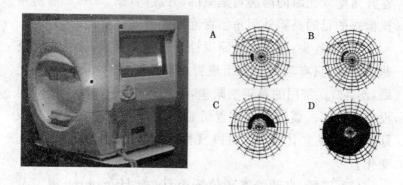

图 42 Humphrey 视野分析仪和视野图

A. 正常视野;B. 盲点扩大;C. 弧形暗点;

D. 视野高度缩小,仅残留"视岛"

5. 鉴别诊断

(1)高眼压症:眼压高,但没有青光眼性视神经病变的明确体征(视乳头凹陷和视野缺损)。

(2)正常眼压青光眼:有原发性开角型青光眼的所有特

征,但眼压在正常范围。

(3)原发性闭角型青光眼:前房角镜检查显示前房角狭窄。

(4)色素播散性青光眼:角膜后壁有梭形色素沉着,虹膜部分色素脱失,前房角有大量色素沉着。

(5)假性剥脱性青光眼:在瞳孔缘和晶状体可见剥脱性物质。

(6)近视眼:视乳头很难评估,可有视野缺损,但不会进行性变化。

6. 治疗原则　原发性开角型青光眼引起的视力丧失是不可逆的,治疗的目的是尽量延缓青光眼的发展进程,保留存在的视觉功能。目前,达到这个目的的手段只有降低眼压。如果眼压被降低,视神经的进一步损害可以被制止或延缓。但是,治疗并不能恢复已经丧失的视觉功能。眼压降到什么水平才能延缓或制止视神经的损害因人而异,部分取决于原始眼压的高低。在治疗期间,医生将密切观察眼压和视神经变化之间的关系,以确定适当的眼压水平。

7. 药物治疗　对于开角型青光眼,眼压是惟一可以治疗的危险因素。研究显示,降眼压滴眼剂能够有效延缓或预防高眼压患者发生开角型青光眼。开始治疗时,医生假定治疗前的眼压引起视神经损害,而且可引起进一步损害。因此,需要确定目标眼压,所谓目标眼压就是不引起视神经进一步损害的眼压。目标眼压通常需要比治疗前眼压低20%～40%。目标眼压的水平取决于治疗前眼压水平、诊断时视神经和视野的损害程度。损害程度越重,目标眼压越低。目标眼压可低于正常眼压水平。最初的目标眼压是估计的,通过不断的视神经和视野检查,不断调整用药,方可找到理想的目标眼压。

20世纪80年代的标准治疗方案是,第一线药物为β受体阻滞剂或肾上腺素,然后加第二线药物(缩瞳剂)。如果需要更加积极的治疗,加上全身碳酸酐酶抑制剂,或者进行激光小梁成形术。

近几十年来,出现3种新的抗青光眼滴眼剂,即 α_2 受体激动剂、局部碳酸酐酶抑制剂和前列腺素类似物,使常用的滴眼剂增加到6种。不同类的药物可以组合使用,起到1加1大于2的作用,为医生治疗青光眼提供更多的选择。

目前,最常用的第一线药物为β受体阻滞剂和前列腺素类似物。β受体阻滞剂因为降眼压效果和局部耐受性都好,大多数病例每日点眼1次即可,故长久以来一直为第一线药物。相对于全身β受体阻滞剂来说,严重不良反应并不多见,虽然很多患者出现轻微变化,如脉搏减少、运动耐受性减弱、轻度喘息、胆固醇水平增高、中枢神经系统反应(如忧郁和疲劳)及阳痿等。由于对β受体阻滞剂全身不良反应的顾虑,把前列腺素类似物作为第一线药物越来越普遍。前列腺素类似物的降眼压效果略强于β受体阻滞剂,每日只需要滴眼1次,几乎没有全身不良反应。眼部不良反应不严重,包括永久性虹膜颜色的改变、眼周边的色素沉着等。值得关注的是非常罕见的囊样黄斑水肿和色素膜炎的加重。前列腺素类似物价格昂贵是其最大缺点。

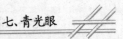

α_2受体激动剂的降眼压效果与β受体阻滞剂相当,少有心肺不良反应,而被提升为第一线药物。限制其使用的因素有:每日需要点眼2～3次,眼部过敏反应发生率达5％,常常出现口干,偶尔出现忧郁等症状。对于已经全身使用β受体阻滞剂的患者,这类滴眼剂比β受体阻滞剂滴眼剂效果好。

碳酸酐酶抑制剂滴眼剂效果不及β受体阻滞剂,而且每日需要点眼2～3次。因为它们有很好的局部和全身耐受性,有时候也被当成第一线药物使用。口服碳酸酐酶抑制剂频发全身不良反应,已经很少用于慢性青光眼的治疗。这类药物对于多种滴眼剂过敏或不能点滴眼剂的患者有一定的使用价值。

8. 手术治疗 用1～2种药物不能使眼压下降到预定水平,预期视神经受损或受损加重,就有必要进行手术治疗。某些患者因为药太贵而用不起;或者记忆力不好,不能按时滴眼药;或者因为某些疾病,如关节炎或有慢性疾病的老年人,不能把眼药点入结膜囊;或者药物有严重不良反应等,也可考虑手术。

治疗原发性开角型青光眼最常用的手术是激光小梁成形术、小梁切除术、引流植入物、睫状体破坏手术。

(1)氩激光小梁成形术:如果单独使用药物不能降低眼压,首先考虑激光小梁成形术。对于有某些眼病的人或黑种人,因为激光治疗更为有效,也可直接用激光小梁成形术(图43)。

做小梁成形术时,医生用氩激光束(氩激光小梁成形术)或选择性YAG激光束(选择性激光小梁成形术)在小梁网

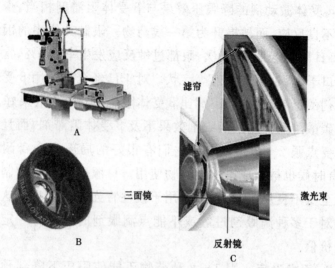

滤帘

A

三面镜 — 激光束

B

反射镜

C

**图 43　裂隙灯和激光治疗仪(A)、三面镜(B)
及激光小梁成形术示意图(C)**

上烧灼若干小点,使小梁网上的小孔扩大,房水更好地流出到眼外。

　　将一个特殊的接触镜(三面镜或前房角镜)放在患者的角膜前的结膜囊中,通过前房角镜,医生可以看到小梁网。患者坐在裂隙灯前,氩激光束通过前房角镜的反射,聚焦在前、后小梁网的分界线上。完全治疗需要在 360°小梁网上照射 100 个烧灼点。可以分成 2 次手术,一次照射 180°小梁网,形成 50 个烧灼点。整个手术过程大约需要 30 分钟,患者通常没有疼痛的感觉。

　　手术以后,房水外流得到改善。房水外流改善的特殊机制目前还没有完全弄清楚。有一种假设是,激光的热能使小

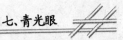

梁网板层胶原组织收缩,导致两个烧灼点之间的空隙被拉大,增加房水排出易度。激光小梁成形术后,眼压通常下降0.93~1.33千帕(7~10毫米汞柱)。

研究显示,手术前眼压越高,术后眼压下降越多。不幸的是,眼压下降通常不能持久,激光小梁成形术后,作用可持续3~5年,每年大约有10%的患者眼压回复到手术前的水平。

和任何手术一样,可能发生手术并发症,尽管罕见。术后并发症有:暂时眼压升高、虹膜炎、角膜混浊、虹膜周边前粘连、前房出血等。

(2)选择性激光小梁成形术:选择性激光小梁成形术使用波长532纳米的钕:钇铝石榴石(Nd:YAG)激光,以Q开关的脉冲方式照射小梁网。这种激光束仅作用于色素性小梁组织的细胞,而不损伤周围的非色素组织的细胞,故称为选择性小梁成形术。它比氩激光在增加房水外流和降低眼压方面更为有效。

与氩激光小梁成形术不同,激光束不损伤周围的组织,选择性激光成形术可以重复治疗多次,每年可以接受2次选择性激光小梁成形术。而氩激光小梁成形术,患者一生只能接受2次治疗。

(3)小梁切除术:如果药物治疗和激光小梁成形术均不能充分控制眼压,需要考虑小梁切除术。如果眼压太高,估计氩激光和选择性小梁成形术都难以使眼压下降到目标眼压,在药物治疗后可直接做滤过手术,最常用的滤过手术是小梁切除术。小梁切除术和其他滤过手术的原理一样,在角膜缘的巩膜上建立一个开口,使房水可以绕过外流通道上的病理性堵塞,直接或间接流到眼球外的球结膜下。

手术的第一步是在小梁网前,角膜缘的巩膜上分离出一个浅表的巩膜瓣。在巩膜瓣下切除一块小梁网组织,以建立另外一条房水排出的通道(图44A)。房水可以从前房经该通道排到结膜下的空隙,增加排出到眼外的房水。结膜下形成滤过泡吸收房水,使眼压下降(图44B)。

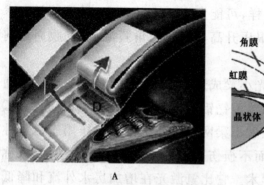
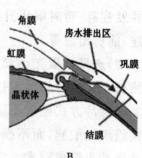

角膜 房水排出区 虹膜 巩膜 晶状体 结膜 A B

图44 小梁切除术示意图
B图的箭头表示房水从新通道流出的方向

手术后用可吸收缝线或激光溶解性缝线控制房水的排出量,以达到需要的眼压水平。为提高手术的成功率,术中或术后可使用抗代谢药(如 5-氟尿嘧啶、丝裂霉素 C),以减少成纤维细胞的增殖和瘢痕形成。

小梁切除术和任何手术一样,并发症虽然不常见,但也会发生。并发症有:低眼压、滤过泡炎和眼内炎、前房出血、脉络膜出血或渗漏、滤过泡消失导致眼压升高、视力下降、增加白内障形成的危险等。

基于小梁切除术有一定危险性和严重并发症,患者在小梁切除术后,应该休息数周。避免提起重物和弯腰,要按时复诊。开始2个月内,每周复诊1次。手术后大约有2%的患者有严重的进行性视力下降。

(4)引流植入物:采用多种方法,包括小梁切除术,依然不能控制眼压的情况下,可考虑引流植入物手术。手术时,将一根引流管(硅管)插入到前房,另外一端连接位于眼球赤道部结膜下的盘状装置。房水可以通过硅管从前房直接流进盘状装置,在结膜下的空隙被吸收(图45)。

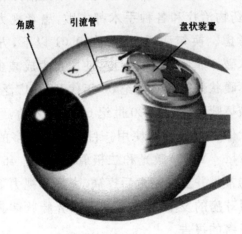

图45　引流植入物手术示意图

引流植入物有以下几种类型:①Molteno引流植入物。包括一根硅引流管,管子连接1～2个缝合在眼球赤道部巩膜上的丙烯酸树脂引流盘。②Baerveldt引流植入物。引流盘较大,而且有多种尺寸可供选择。引流管连接到引流盘。引流管用可吸收缝线结扎,使其不起引流作用,4～6周后缝线溶解,管子开放,开始引流。这样可减少手术后发生低眼压的危险。③Ahmed 和 Krupin 引流植入物。有一个单向阀门,使眼压可维持在 1.06 千帕(8 毫米汞柱)以上。这种植入物手术后,减少发生低眼压的危险,而这种危险在无阀门引流植入物很容易发生。

因为引流植入物需要复诊的次数较少,比较适合因交通、经济、居住远等因素不能经常复诊的患者。

(5)睫状体破坏手术:睫状体破坏术是治疗青光眼的最后手段,在药物治疗和各种手术都失败,患者视力很差的情况下方可考虑。换句话说,视力在 0.01 以下,方可考虑使用。该手术破坏非色素睫状上皮,使房水生成减少。早期用透热法破坏睫状体,从 20 世纪 50 年代开始,广泛用冷冻法,经过巩膜破坏睫状体。从 20 世纪 60 年代开始,经巩膜的各种激光睫状体光凝术开始使用。目前使用较多的是钕:钇铝石榴石(Nd:YAG)激光和二极管激光(图 46)。睫状体破坏手术的常见并发症是术后疼痛、炎症和视力下降。手术后要关注眼球痨的发生,虽然二极管激光睫状体破坏术后尚无发生眼球痨的报告。

9. 预后 原发性开角型青光眼患者的预后一般来说是好的。按时复诊和及时治疗,不发生并发症,大多数患者可保持终身有用视力。

10. 预防 原发性开角型青光眼不能预防,但是通过常规眼科检查早期发现和及时治疗,对视神经的损伤和视力下

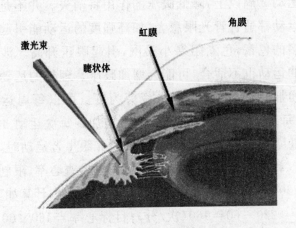

图 46 钕∶钇铝石榴石(Nd∶YAG)激光睫状体破坏手术示意图

降是可以防止和延缓的。对于原发性开角型青光眼患者,除积极治疗和定期复诊(监测眼压、视力、视乳头和视野变化)之外,健康的生活方式和适当的营养也非常重要。为了防止和延缓青光眼的发展,应该遵守以下 5 条黄金规则。

(1)戒烟:吸烟对于眼部和全身健康都是一种明显的危险因素,很多眼病可因吸烟而恶化,包括青光眼、白内障、老年性黄斑变性和视网膜静脉阻塞。尼古丁可使血管收缩,影响房水的排出和视神经的血液供应。吸烟可使眼压升高0.67 千帕(5 毫米汞柱)。烟草含有亚硝胺、苯、杀虫剂、砷、镉、氰化物等很多有害的化学物质,这些毒性物质在身体内循环,对视神经和眼的其他部分造成氧化损伤。所有这些都能够加重青光眼性损伤,所以青光眼患者一定要戒烟。

(2)定期运动:有研究结果显示,开角型青光眼患者每周运动 3 次,每次不少于 20 分钟,平均眼压可下降20%。如果停止运动2周以上,降低眼压的作用将消失。并不是任何类型的运动都适合青光眼患者,如高强度的运动能引起虹膜释放更多的色素,色素阻塞小梁网,引起眼压升高。涉及头部向下的运动也不适合,可能会增加眼压。理想的运动方式是逐步增加运动量,以不产生疲劳为度。可以每周运动若干次,从每次10~15分钟开始,逐步增加到每次运动30分钟。运动量可用心率作为衡量的标准,青光眼患者运动时,以达到最高心率的60%为限,在运动时要不断检查心率,限制最高心率为220减去年龄。现以60岁的老年人为例,计算如下:最高心率 $= 220-60=160$(次/分);目标心率$=160×60\%=96$(次/分)。换句话说,60岁老年人运动的强度,以心率不超过每分钟96次为限。适合青光眼患者的有氧运动包括散步、骑自行车、游泳、慢跑、太极拳等。适当的运动除有降低眼压的功能之外,还能够缓解紧张情绪、改善心血管系统的功能、防止肥胖、降低胆固醇、降低高血压和改善视网膜的血液循环等。

(3)健康饮食和使用营养补充剂:氧化自由基损害眼的所有结构,包括视神经。为了对抗自由基的不良影响,患者的饮食应该富含抗氧化物质,如维生素A(胡萝卜、杏仁、番木瓜),维生素C(浆果类、柑橘、番茄),维生素E(梨、绿色叶菜、鱼)和锌(全麦、鸡蛋、花生)。2008年6月的《American Journal of Ophthalmology》上有一篇研究报告称,常吃羽衣甘蓝的女性,发生青光眼的危险性降低69%;常吃胡萝卜的女性,发生青光眼的危险性降低64%。

青光眼患者如果有饮用咖啡的习惯,应该减少饮用咖啡

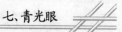

的量,因为饮咖啡后眼压升高可持续 3 小时,特别在短时间内饮用大量咖啡。也不宜在半小时左右内吃大量的水果,这样也可使眼压升高。喝绿茶有保护眼睛的作用,有一项研究发现,视网膜和房水可从绿茶中吸收抗氧化物质。当然,也不可一次饮用大量绿茶。与健康人一样,青光眼患者每天需要喝充足的水,不过需要少量多次饮用。

在各种营养补充剂中,银杏提取物值得关注,它可在不改变血压、心率和眼压的情况下,增加视神经的血流。此外,它还有抗氧化作用,对于正常眼压青光眼尤为需要。

(4)避免紫外线照射:紫外线通过热损伤和产生自由基而伤害眼睛,但是不直接影响视神经。虽然戴阻挡 100% 紫外线的太阳镜也不能保护视神经,但是青光眼使患者对光线敏感和眩目,可能为滴眼剂所加重,为了缓解这些症状,需要减少进入眼睛的光量,办法是戴长舌遮阳帽和防紫外线的太阳镜。

(5)定期复诊:原发性开角型青光眼对视神经的损害非常缓慢,患者注意不到视野的进行性丧失。直到周边视野严重丧失后,患者才可能觉察到。此时,对视神经的损害已经到了晚期,没有任何办法可使患者丧失的视力恢复。为了尽早发现视神经的损害和及时治疗,惟一的办法是定期复诊,请眼科医生检查视乳头和视野的变化。有青光眼危险因素的人最好每 1～2 年甚至更短时间到眼科检查 1 次,测量眼压,检查视乳头和视野等。

(三)原发性闭角型青光眼

房角关闭 180°或以上,周边虹膜堵塞部分或全部前房角,阻碍房水外流而导致眼压升高,高眼压引起青光眼性视神经病变和视野缺损,这种情况称为原发性闭角型青光眼(图 38B)。

在全世界,原发性闭角型青光眼是引起失明的主要原因之一。据估计,在我国 50 岁以上的人群中,有 1/6 存在发生原发性闭角型青光眼的危险。中国人比欧洲人患原发性闭角型青光眼的危险性大 10 倍。

在我国北方地区的调查发现,原发性闭角型青光眼发病率,在 40 岁以上人群中为 1.37%。在 50 岁以上人群中,南方为 0.85%,北方为 1.99%。女性高于男性。

在各种眼病中,对原发性闭角型青光眼必须高度关注,因为它不仅发病率高,而且对视力的影响是毁灭性的。从发作到双眼失明只有 2~3 天时间。然而,如果能及时发现和治疗,原发性闭角型青光眼又是完全可以预防的,这种情况在眼病中并不多见。

1. 病因 原发性闭角型青光眼最常见的发病机制是瞳孔阻滞。瞳孔区的虹膜贴到晶状体的前表面,房水不能从后房通过瞳孔进入前房,在前房和后房之间产生压力差,后房压力大,把周边虹膜向前推,导致周边前房变浅和房角关闭(图 47)。因此,闭角型青光眼也称为瞳孔阻滞性青光眼。

典型的瞳孔阻滞发生在远视眼,这种眼的轴长较短,前

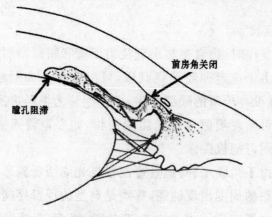

前房角关闭

瞳孔阻滞

图 47　瞳孔阻滞示意图

房较浅,晶状体较厚和靠前,角膜直径、曲率半径均较小。

大多数青光眼发作在晚上,从轻度开始,迅速发展到严重。在急性发作之前,约 1/3 的患者经历过亚急性发作或间歇性房角关闭。最常见的诱发因素包括疾病、情绪激动、外伤、视线高度集中和药物性瞳孔散大。

2. 危险因素　除远视眼之外,原发性闭角型青光眼的危险因素有以下几个。

(1)年龄:随着年龄的增长,晶状体逐渐变大,增加发生瞳孔阻滞的危险。此外,前房也随年龄的增长而逐渐变浅,房角随之变窄。原发性闭角型青光眼多发生在 55～70 岁的人。

(2)种族:亚洲人和北美的爱斯基摩人的前房角比白种人窄,闭角型青光眼的发生率较高。

(3)性别:原发性闭角型青光眼的发病率,女性高于男性。

3. 症状

(1)发作时,患者突然出现视力下降和眼部剧烈疼痛。

(2)由于迷走神经受到刺激,可出现恶心和呕吐。某些患者可能没有严重的眼部疼痛,而被误诊为胃肠道疾病。

(3)可出现类似全身疾病的症状,如心血管疾病或腹部疾病,因而可能被误诊。

(4)由于角膜水肿,患者可能在灯光周围看到彩虹圈。

(5)眼的周围出现钝痛,疼痛是典型的深部疼痛。

(6)在黑暗房间内看电视或电影、阅读、眼疲劳等,容易诱发青光眼,早期常可在休息后缓解。

4. 体征

(1)急性:①眼压升高,通常达到 5.32～10.64 千帕(40～80 毫米汞柱)。②视力下降。③结膜充血,结膜缘周边特别明显(称为睫状充血)。④角膜由于水肿而混浊,出现微囊样水肿。⑤前房角关闭。⑥虹膜水肿,瞳孔半开大呈竖椭圆形,可有后粘连,但不严重。⑦晶状体前囊下有乳白色斑点状混浊(青光眼斑)。⑧急性发作后出现三联征,即虹膜扇形萎缩、晶状体青光眼斑、角膜后壁和晶状体前囊色素沉着。

(2)亚急性(或称间歇期,急性发作后经药物治疗或自行缓解):①眼压基本正常。②前房浅。③前房角镜检查,可见前房角开放,有间断出现的周边前粘连。④瞳孔扩大。

(3)慢性:①前房角有大量周边前粘连。②眼压正常或升高。③视乳头凹陷扩大。④瞳孔正常。

5. 诊断

（1）测量眼压：眼压升高是青光眼的重要特征。

（2）检查前房角：闭角型青光眼为窄角或闭角。如果闭角型青光眼持续发作，或过去曾经多次轻度发作，可以发现虹膜周边前粘连。粘连位于虹膜和角膜之间，破坏小梁网的功能和使瞳孔永久性开大。

（3）裂隙灯检查：可发现瞳孔反应不佳、前房变浅、角膜水肿、虹膜周围充血和炎症反应。在晶状体前囊下可见乳白色点状混浊，称为青光眼斑。如果过去发生过闭角型青光眼的急性发作，可能看到青光眼斑。虹膜萎缩是以前青光眼发作的另外一项证据。

（4）眼底检查：可发现视乳头肿胀，而慢性病例可发现视乳头凹陷。

6. 急诊处理　一旦诊断为急性原发性闭角型青光眼，需要马上治疗，防止高眼压对眼球造成的快速损伤。高眼压影响受压区动脉和静脉的血流，伤害视神经。发作的持续时间比眼压升高的绝对值对视神经的影响更大。

（1）阻断和减少房水产生

①用β受体阻滞剂滴眼，如噻吗洛尔和倍他洛尔，以减少房水的生成。对于有呼吸道疾病、心力衰竭、心脏传导阻滞的患者，在使用这类药物时要特别注意全身不良反应。噻吗洛尔点眼后30分钟眼压开始下降，峰值持续1～2小时。可用0.5%噻吗洛尔每30分钟点眼1滴，持续2小时。

②碳酸酐酶抑制剂，如乙酰醋胺，使房水生成减少。开始剂量为500毫克，以后每6小时250毫克，可以口服、肌内

注射或静脉注射。

③阿可乐定是比较新的 α_2 受体激动剂,主要作用也是减少房水生成,与 β 受体阻滞剂联合使用效果更好。它主要用于控制前房激光手术后的眼压升高,但是有报告说,用它治疗闭角型青光眼也有效。可用 0.5% 阿可乐定每 30 分钟点眼 1 滴,持续 2 小时。

(2)减少玻璃体容积

①在减少房水产生之外,阻断青光眼的急性发作常常需要全身使用高渗剂,以减少玻璃体的容积。常用的方法是口服 50% 甘油溶液,每千克体重 1 毫升。为使患者容易接受,可加入一些柠檬汁或橘汁。甘油在肝脏内转化为葡萄糖,糖尿病患者口服甘油后血糖升高,可加量注射胰岛素。

②可用另外一种高渗剂。25% 甘露醇按每千克体重1~2 克静脉注射。20~60 分钟内起效,持续 2~6 小时。恶心和呕吐的患者比较能够耐受。

③对于任何有充血性心力衰竭病史的患者,使用高渗剂要高度注意。

(3)增加房水外流

①降低眼压的第三步是增加房水外流。在开始的 1~2 小时,可用 2%~4% 毛果芸香碱滴眼剂,每 15 分钟点眼 1 次。缩瞳剂可把虹膜从前角房拉开,有助于解除周边虹膜对小梁网的堵塞。要注意的是,频繁大剂量点毛果芸香碱可引起全身不良反应。

②因为治疗的目的是尽可能快地降低眼压,所以要同时使用高渗剂、乙酰醋胺、毛果芸香碱、β 受体阻滞剂和 α_2 受体

激动剂。

③一旦急性发作被终止,应该尽快以激光或手术实施虹膜周边切开术。对侧眼有相同的解剖构造,也易发生急性发作,可进行预防性虹膜周边切开术。

7. 药物治疗　在进行激光虹膜切开术或手术虹膜切开术之前,使用药物降低眼压和消除闭角型青光眼急性发作引起的角膜混浊。药物治疗的目的是为手术做准备。

8. 手术治疗

(1)激光虹膜切开术:在特殊接触镜的帮助下,用氩激光或钕:钇铝石榴石(Nd：YAG)激光束在虹膜周边打孔。使后房的房水可通过虹膜切口流到前房,使前房和后房的压力平衡,扩大房角,加深前房,降低眼压(图 48)。

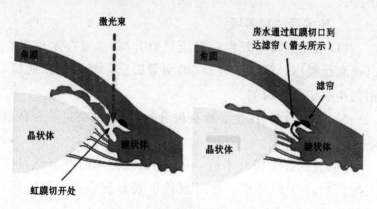

图 48　激光虹膜切开术示意图

激光虹膜切开术和手术虹膜切开术相比有以下优点:可在门诊手术,减少手术并发症(如伤口渗漏、前房出血和眼内炎),缩短手术后的恢复时间,花费较少。

（2）手术虹膜切开术：如果角膜混浊或患者不能配合激光手术，可用手术虹膜切开术取代激光虹膜切开术。手术时，先在角膜缘做一个小的结膜瓣，然后做一条长 3～4 毫米的切口通到前房，用剪刀把脱出的根部虹膜剪去一块。恢复虹膜后，缝合切口。术中并发症有前房出血、切除虹膜不完全、损伤晶状体等。

（3）激光虹膜成形术：也称房角成形术。如果角膜持续水肿或有严重虹膜周边前粘连，手术虹膜切开术不能开放前房角，也难以施行激光虹膜切开术，可先做激光虹膜成形术，等前房角开放后再做激光虹膜切开术。手术时，用激光束在虹膜表面烧灼出一排排光斑，烧灼点使虹膜收缩、变平、前房加深。

9. 手术后注意事项

（1）激光虹膜切开术后眼压短暂升高，患者在术后 1 小时要测量眼压。第二天复诊，再测量眼压。然后根据病情，由医生决定复诊时间。

（2）在复诊时，医生要检查患者的对侧眼，决定是否做预防性虹膜切开术。

（3）激光虹膜切开术后，可能要继续使用治疗急性发作时的药物，1 天后停药。然后点抗生素和皮质类固醇 1 周，以预防感染和减少炎症反应。

（4）如果激光虹膜切开术失败，眼压不能控制，需要检查前房角，观察是否有虹膜周边前粘连。如果存在虹膜周边前粘连，可能需虹膜成形术和手术虹膜切开术。

（5）激光虹膜切开术后，应该每 3 个月测量眼压和检查前房角 1 次。

(6)手术后,每 6～12 个月检查 1 次视野。

10. 手术并发症

(1)慢性角膜水肿。

(2)角膜纤维增生和新生血管形成。

(3)虹膜萎缩。

(4)白内障形成。

(5)晶状体半脱位。

(6)恶性青光眼。

(7)视网膜中央动脉或静脉阻塞。

11. 预防

(1)定期进行眼科检查,特别在 40 岁以后,以确定是否有发生急性闭角型青光眼的危险。如果有高度危险,可做激光虹膜切开术,以预防原发性闭角型青光眼的急性发作。

(2)如果有虹膜新生血管形成,要及时治疗,以预防新生血管性青光眼。这是闭角型青光眼的第二种类型。

12. 预后

(1)预后的好坏取决于是否早期发现和及时治疗。

(2)如果不进行适当的治疗,视力可能下降或丧失。

(3)原有慢性闭角型青光眼可能引起视神经萎缩。

(4)虹膜切开术后很少复发。

(四)新生血管性青光眼

新生血管性青光眼继发于眼部和全身疾病,是一种破坏

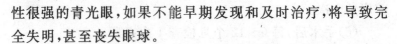

性很强的青光眼,如果不能早期发现和及时治疗,将导致完全失明,甚至丧失眼球。

1. 病因 新生血管形成是指在不该有血管的区域出现血管增生。血管新生是体内的正常生理过程,如手割破了,血管新生是伤口修复过程的一部分。而新生血管出现在不该出现的部位,可以看做是血管新生出现了错误。通过新生血管形成的方式增殖的血管,其质量远不及正常方式生长的血管。这些血管称为新生血管,特点是管壁脆弱,血液容易渗漏。新生血管形成常常合并眼部问题,如新生血管性青光眼、老年性黄斑变性、脉络膜新生血管形成和角膜新生血管形成。

由于视网膜缺血和缺氧,释放出血管内皮生长因子,生长出新的血管。纤维血管膜的生长和覆盖前房角,导致小梁网的堵塞和(或)合并周边前粘连,导致青光眼的发生。

导致视网膜缺氧的主要原因为糖尿病性视网膜病变和视网膜中央静脉阻塞,这两种眼病约占新生血管性青光眼病例的2/3。容易发生新生血管性青光眼的因素,对于糖尿病性视网膜病变是糖尿病,对于视网膜中央静脉阻塞是高血压。

其余1/3引起新生血管性青光眼的原因包括:①视网膜中央动脉阻塞。②颈动脉阻塞性疾病。③裂孔性视网膜脱离。④脉络膜黑色素瘤下的视网膜脱离。黑色素瘤来自皮肤的黑色素细胞,是恶性肿瘤。在这种病例,黑色素细胞位于眼的脉络膜层。⑤镰状细胞视网膜病变。⑥颈内动脉海绵窦瘘。在颅骨的特殊区域,称为海绵窦的地方,动脉和

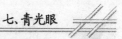

静脉系统有异常的沟通。⑦慢性前葡萄膜炎。

2. 发病机制　前面已经谈到,新生血管性青光眼发端于眼球后部的视网膜,而影响眼球前部的前房。但是,它为什么会发生？又为什么会引起青光眼？其诱发机制是视网膜缺氧。缺氧引起一系列变化,导致新生血管性青光眼。

先说氧气是如何到达视网膜的。氧和其他营养物质是通过复杂的血管系统,由血液传递到细胞。缺氧意味着这个正常过程因为某种原因而受到破坏。例如,视网膜中央静脉阻塞,表现为静脉怒张和迂曲、黄斑中央凹水肿、黄白色渗出物、视乳头肿胀、羽毛状或火焰状出血(称为神经纤维层出血)。视网膜细胞得不到足够的氧供应,刺激身体释放出许多建立新的血管的化学信号,其中主要是血管内皮生长因子和色素上皮源生长因子。为了维持正常血管系统的运行,两者处于微妙的平衡状态。在大多数新生血管性青光眼的病例,这种微妙的平衡被打破,血管内皮生长因子水平高于正常,而色素上皮源生长因子水平低于正常,导致内皮细胞的活化、增殖和移行,其结果是新的、脆弱的、渗漏的血管形成。这些细胞有一些转移到前房,在前房内增殖。实际上,新生血管性青光眼的发生机制是身体为了矫正严重的紧急情况(缺氧)而出现的正常反应。结果却事与愿违,发展出我们不希望出现的异常情况——新生血管性青光眼。

3. 危险因素

(1)糖尿病。

(2)高血压。

(3)高胆固醇血症(高水平的低密度脂蛋白)。

（4）结节病（一种自身免疫性疾病）。

（5）眼部的某些肿瘤。

4. 诊断　早期发现和诊断是治疗新生血管性青光眼的关键。首先，要充分了解引起该病的眼部和全身疾病，然后进行全面和仔细的临床检查。新生血管性青光眼的发展主要有 3 个阶段。

（1）青光眼前期：存在虹膜红变（虹膜新生血管形成）（图49），但眼压在正常范围。首先在瞳孔缘出现细小的血管，然后向周边发展。血管进一步增殖，在前房角出现新生血管形成。这时，血管已经生长到虹膜之外，到达巩膜突，插入小梁网。

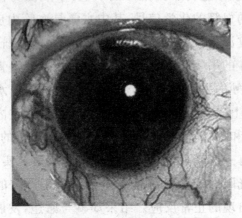

图 49　虹膜红变(新生血管性青光眼)

（2）开角青光眼期：虹膜红变加重，前房角血管增殖比较明显，眼压开始升高，出现炎症和出血，前房角仍然开放，但在虹膜表面和前房角出现纤维血管膜。纤维血管膜加重和

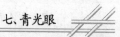

进入前房角,堵塞小梁网,是引起眼压升高的主要原因。在此阶段,可能发生视神经的损害。

(3)闭角青光眼期:在此阶段,前房角关闭,眼压进行性升高,严重损害视神经。虹膜和前房角的纤维血管膜收缩,将虹膜根部向前拉,形成广泛周边前粘连(虹膜粘连到角膜)和前房角关闭,以及瞳孔阻滞,导致眼压升高。升高的眼压很难控制。

5. 治疗目的

(1)降低眼压:尽快使眼压下降,防止视神经受到伤害。为达到此目的,可用药物减少房水的生成。药物包括碳酸酐酶抑制剂(如乙酰唑胺)、β受体阻滞剂(如噻吗洛尔)。

(2)消除新生血管形成:最重要的是早期诊断和及时治疗,使小梁网不被纤维血管膜完全堵塞。只要有一部分小梁网被保留,就能够使房水排出,维持眼压在正常范围。全视网膜光凝术是预防虹膜红变和新生血管性青光眼的有效措施。用激光束大量减少视网膜细胞的数量,从而减少视网膜对氧的需求。全视网膜光凝术有优点,也有缺点。虽然激光束可控制新生血管的形成,但也破坏了周边视网膜,引起周边视力的丧失。

6. 治疗方法 新生血管性青光眼的治疗涉及两个方面,即降低高眼压和治疗导致眼前节新生血管形成的疾病。

(1)全视网膜光凝术:用于缺血性视网膜疾病,它能够减少和消除眼前节的新生血管形成。在新生血管性青光眼的开角青光眼期,全视网膜光凝术可以稳定眼压。如果在手术前施行,能够改善滤过手术的结果。全视网膜光凝术的作用机制尚不完全清楚。一般认为,外层光感受器(视网膜色素上皮)消耗网膜氧的大部分。全视网膜光凝术破坏了这个外层,减少了视网膜对氧的需求;还可使脉络膜的氧弥散到内层视网膜,不仅减少内层视网膜对氧的需求,而且减少对已经释放的相关生成因子的刺激。全视网膜光凝术需施行在新生血管形成的早期阶段。全视网膜光凝术通常要用激光在视网膜上烧灼 1 200～1 600 个点。

(2)高眼压的治疗

①药物治疗。通常选择减少房水生成的药物进行治疗,如碳酸酐酶抑制剂和 β 受体阻滞剂。避免使用缩瞳剂,因为它使炎症加重,引起前房角的粘连性闭锁。前列腺素类似物对这种高眼压的效果也不理想。因为前房角粘连,妨碍房水通过葡萄膜巩膜外流。局部皮质类固醇可用于治疗眼部炎症。睫状肌麻痹剂可减少眼的疼痛。用甘油点眼有助于消除角膜水肿,为紧急诊断提供条件。高渗剂通过减少玻璃体容积,可使眼压快速和暂时下降。大多数新生血管性青光眼如果延误了早期诊断和及时治疗,对药物治疗反应不佳,需要进行手术干预。关于选择哪种手术方式,没有统一的意见。

②小梁切除术。滤过手术治疗新生血管性青光眼只取得有限的成功。失败的原因通常是手术中出血和手术后纤维血管膜的发展。全视网膜光凝术通过减少虹膜和前房角的新生血管形成,可减少手术中和手术后的并发症。使用抗代谢药可改善手术结果。

③引流植入物。使用引流植入物的各种成功率均有报

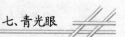

道。与滤过手术一样,随着术后时间的推移,成功率逐步下降。在各种引流植入物之间,没有发现有明显的不同。

④睫状体破坏术。使用钕∶钇铝石榴石(Nd∶YAG)或二极管激光破坏睫状体,以减少房水生成。与睫状体冷冻手术相比,激光手术减少了并发症,但是视力丧失的病例依然很多。

⑤酒精注射或眼球摘除。对于新生血管性青光眼,激光或手术干预无效,患者疼痛难忍,只好在球后注射酒精,或者干脆摘除眼球。

7. 预防 新生血管性青光眼的治疗对眼科医生来说,至今仍然是一个巨大的挑战。目前,对于缺血性视网膜病变,早期发现新生血管形成和用全视网膜光凝术进行预防性治疗,是预防视力丧失的关键。

八、颞动脉炎

颞动脉炎是一种大、中动脉内膜的慢性炎症疾病。这些动脉把富氧的血液由心脏输送到身体的各部分。颞动脉炎最常影响头部血管,特别是颞侧血管,因此被称为颞动脉炎或颅动脉炎。在其病变中,50%受影响血管内弹力膜附近有巨细胞的聚集,所以也被称为巨细胞动脉炎。

颞动脉炎常常引起头痛,颌痛(指颌部的疼痛和不舒服,包括下颌、颞颌关节及其周围的软组织),视力模糊和复视。比较少见的是颞动脉炎最严重的并发症脑卒中。

因为颞动脉炎可引起视力下降和复视,又多发于老年人,故在本书内介绍。

颞动脉炎是发病率最高的系统性血管炎之一。美国的研究报告估计,在 50 岁以上的人群中,每 10 万人中有 200 例。

1. 病因 动脉是管壁薄而有弹性的弯曲管道。充满氧气的血液离开心脏,首先通过身体内的最大动脉——主动脉。主动脉分成很多较小的动脉,把血液输送到身体的各个部分,包括大脑和内脏。

发生颞动脉炎时,有些动脉发炎和肿胀,虽然所有大的或中等大小的动脉都可能受累,但是最常发生在头部的颞动脉,即耳前延续到头皮的区域。

颞动脉炎被认为是一种自身免疫性疾病,为身体的免疫系统错误地攻击正常的细胞和组织而引起炎症。颞动脉炎发生的确切原因尚不清楚。但是年龄增长可能在颞动脉炎的发生上起一定的作用,因为颞动脉炎患者大多在 50 岁以上,女性多于男性。

2. 危险因素 若干因素增加发生颞动脉炎的危险性,但并不是说有这些危险因素的人一定会发生颞动脉炎。

(1)年龄:颞动脉炎平均发病年龄为 70 岁。50 岁以下的患者非常罕见。

(2)性别:女性发生颞动脉炎的病例是男性的 2~3 倍。

(3)家族史:有颞动脉炎家族史。

(4)风湿性多肌痛(炎症性疾病引起颈部、肩部和臀部区域的疼痛和僵硬):10%~15%的风湿性多肌痛患者有颞动脉炎。

3. 症状和体征 颞动脉炎最常见的症状是头痛和压痛,通常很严重,可发生在双颞侧。但是,有些患者的疼痛仅发生在一侧颞部或头的前部。颞动脉炎的症状和体征变化很大,有些患者发作时感觉很像流感,全身肌肉疼痛、发热、疲倦感、头痛。一般来说,颞动脉炎有以下症状和体征。

(1)突然发生一只眼的视力丧失、视力模糊或出现复视。

(2)持续的严重的头痛和压痛,通常发生在颞部。

(3)头皮压痛,在梳头或头接触枕头时感觉头皮痛。

(4)颌痛或咀嚼痛。

(5)发热。

(6)食欲缺乏和体重下降。

(7)咳嗽。

(8)过度出汗。

(9)疲劳和虚弱。

(10)臀部痛、肩部痛和身体其他部位痛。

(11)嗓子痛或舌头痛。

(12)颈部疼痛和麻木。

4. 需要急诊的症状　如果出现以下威胁生命的症状，要立即到医院急诊。

(1)意识发生变化，如昏厥或无反应。

(2)精神状态的变化，突然出现行为异常，如精神错乱、神智昏迷、嗜睡、出现幻觉和妄想。

(3)面部肌肉无力和下垂。

(4)视力的突然变化，视力下降或失明。

(5)麻木。

(6)部分身体麻痹或不能移动。

(7)语言不清或不能说话。

5. 诊断　对颞动脉炎的诊断相当困难，因为其早期症状类似很多常见疾病。为此，医生需要一一排除出现这些症状的可能原因。为了帮助诊断，医生可能要进行以下一项或多项检查。

(1)身体检查：医生在询问症状和用药史之后，要进行全面身体检查，特别关注患者的颞动脉。一侧或双侧颞动脉常常有压痛，搏动减弱和有细绳样的感觉和外观。

(2)血液检查：主要检查红细胞沉降率(血沉)，血沉快，说明体内有炎症。必要时，检查 C-反应蛋白(一种发生炎症时由肝脏产生的物质)。

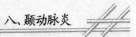

(3)活体组织检查:是确定诊断的最好方法。取一块颞动脉的标本(活体组织)进行病理学检查。因为炎症并不发生在动脉的所有部分,所以要多取几块标本。

这种取标本的手术在门诊,局部麻醉下进行,通常只有轻微不舒服,瘢痕很小。如果患者有颞动脉炎,动脉标本显示炎症,包括异常大的细胞,称为巨细胞,这也是该病又称为巨细胞动脉炎的原因。

活体组织检查对于诊断也不是绝对可靠,有些颞动脉炎患者的检查结果可能为阴性。在这种情况下,医生可能建议对另外一侧的颞动脉进行同样的检查。

(4)磁共振成像或血管造影:在使用对照物质的情况下进行磁共振成像,以得到血管的详细影像。

(5)多普勒超声波:这种仪器利用声波显示血管内血流的影像。

(6)正电子成像术(PET):使用含有微量放射性物质的静脉内示踪溶液,通过 PET 扫描,能够显示血管的详细影像,以及炎症的高光区。

6. 治疗　颞动脉炎是能够治疗的疾病,很多病例可以治愈。早期诊断和治疗不仅能够减少和消除症状,而且是预防并发症的关键,如失明和脑卒中。治疗的目的是减少因缺血而导致的组织损伤。通常使用大剂量的皮质类固醇,如泼尼松,用以抑制过分活跃的免疫系统和动脉炎症。

为了防止视力丧失,紧急治疗是必需的,医生往往在活体组织检查确诊之前就开始治疗。

大多数患者开始治疗数日后就感觉好多了,但是需要服用皮质类固醇1～2年。皮质类固醇的剂量逐步减少,直到能够控制炎症的最低剂量。

科学家一直在努力寻找一种作用类似皮质类固醇,但不良反应很少的治疗方法。有一种药物正在研究之中,这种药物叫甲氨蝶呤(methotrexate),它常被用于治疗癌症和某些炎症,如风湿性关节炎。同时使用甲氨蝶呤和泼尼松治疗颞动脉炎,可以减少泼尼松的剂量,达到减少皮质类固醇不良反应的目的。初步的研究结果有矛盾之处,尚需进行更多的研究。

为了减少失明和脑卒中的危险,可每日口服阿司匹林(抗凝血药)81～100毫克。

7. 皮质类固醇 皮质类固醇是一类强有力的抗炎症药物,它模仿肾上腺产生的激素的作用。这类药物能够有效地缓解疼痛,但是长期使用,特别是大剂量使用可导致严重的不良反应。颞动脉炎是一种老年人易患的血管性疾病,而老年人使用皮质类固醇产生不良反应的危险性特别大,因为老年人有发生皮质类固醇引起的某些不良反应的倾向。这些不良反应包括:①骨质疏松。②高血压。③肌肉无力。④青光眼。⑤白内障。⑥体重增加。⑦增高血糖水平,有时可导致糖尿病。⑧皮肤变薄,增加外伤的机会。⑨免疫功能下降,导致伤口愈合延迟等。

用皮质类固醇治疗时,要充分评估这些潜在的不良反应。医生将检测患者的骨密度,让患者使用钙和维生素D或其他药物,以预防骨质流失。医生还要检测患者的血压。医生建议患者进行适当的运动,应用健康饮食和适当的药物,

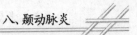

以保持血压在正常范围。当皮质类固醇治疗停止时,大多数不良反应将消失。

8. 并发症　如果没有进行及时适当的治疗,颞动脉炎可能发生以下并发症。

(1)失明:这是颞动脉炎最严重的并发症之一。颞动脉炎引起血管的肿胀和狭窄,导致血流量的减少,使到达身体组织的氧和营养物质减少。对眼血流供应的减少,可导致突发的、无痛性的一只眼视力丧失;在罕见情况下,发生双眼视力丧失。失明通常是永久性的。

(2)主动脉瘤:有颞动脉炎的患者增加发生主动脉瘤的危险。动脉瘤是在血管薄弱处的膨胀,通常发生在主动脉。主动脉瘤是一种非常严重的情况,因为它可能破裂,引起威胁生命的内出血。它可以发生在被诊断为颞动脉炎的数年之后,这就是颞动脉炎患者需要每年对主动脉健康情况进行监测的原因。检查包括胸部 X 线摄影、超声波检查、CT 扫描、磁共振成像(MRI)等。

(3)脑卒中:在某些病例,受影响的动脉产生的血块完全阻断供应脑的某一部分的氧和营养物质的血流,从而导致脑卒中。这是颞动脉炎比较少见的并发症。

9. 预后　大多数患者可以完全康复,但是需要长期治疗,1～2 年或更长时间。

九、玻璃体疾病

（一）玻璃体漂浮物和眼前闪光感

人们,特别是中老年人,有时候能够看到各种形状(条状、线状、云状、虫子状、点状、粉尘状、蜘蛛网状)的黑影在眼前飘动。这些东西好像是在眼前,实际上是玻璃体内的漂浮物在视网膜上的投影(图50)。漂浮物由玻璃体内的细胞碎片、血液、碎裂的视网膜组织、炎症产物、脱离的玻璃体等组成。

漂浮物   玻璃体

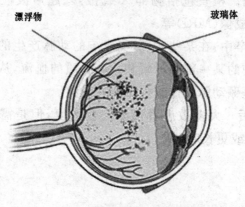

图50　玻璃体漂浮物示意图

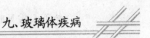

　　从中年开始,玻璃体逐渐液化,本来沉积在黏稠玻璃体底部的细胞碎片等,开始随眼球的移动而漂浮。在白色的背影下,转动眼球常可看到玻璃体漂浮物,多系玻璃体的老年性改变,常被诊断为飞蚊症,不影响视力,没有重要临床意义。在成年人中,玻璃体漂浮物非常常见,是促使人们到眼科检查的主要症状之一。人到了70岁,几乎每个人都有玻璃体飘浮物,仅程度不同而已,有的人能感觉到,有的人感觉不到。

　　漂浮物干扰阅读,非常烦人,但是即使不治疗,它们也会随着时间的推移,感觉逐渐不明显。所以有人说,治疗漂浮物的最好方法是时间。当漂浮物出现时,转动眼球可使漂浮物离开视线,可以向上或向下转动眼球而使其消失。

　　漂浮物也可能是眼病的一种表现,如视网膜脱离,这就要求在症状出现的24小时之内到眼科诊断和治疗。玻璃体覆盖在视网膜的表面,有时候视网膜被变性的玻璃体牵拉而破裂。破裂时引起少量的出血,出血形成新的漂浮物。视网膜破裂的后果非常严重,可以发展为视网膜脱离。因此,出现新的漂浮物,应该到眼科去检查,不可等闲视之。

　　当玻璃体摩擦或牵拉视网膜时,使人产生闪光的错觉。闪光感类似光芒、迪斯科灯、萤火虫、闪电、焰火、火花等。与眼球被打击后,眼前冒金花的感觉相同。闪光感一般是视网膜被刺激的结果,一会儿有一会儿无,持续达数周,甚至数月。在老龄化的过程中常常发生,一般不引起注意。但是,如果闪光感伴随部分周边视力丧失,出现很多新的闪光,应该马上到眼科检查,可能有视网膜撕裂或视网膜脱离。

1. 引起漂浮物和闪光感的常见眼病

（1）糖尿病性视网膜病变。

（2）视网膜裂孔。

（3）视网膜脱离。

（4）高度近视眼。

（5）有过眼外伤。

（6）做过眼科手术，如白内障摘除术、后发障的激光后囊切开术等。

（7）少见眼部情况有结核、结节病、梅毒、弓形体病、星状玻璃体病变。

（8）极为罕见的情况有淋巴瘤、白血病。

2. 诊断　以玻璃体漂浮物为主诉，特别是最近发生的，需要到眼科检查。医生首先要询问病史，然后进行眼科全面检查和评估。眼部检查包括视力检查、眼压测量、裂隙灯检查、散瞳后用直接或间接检眼镜检查玻璃体和视网膜。必要时，使用前置镜在裂隙灯下仔细观察玻璃体和视网膜，以发现玻璃体漂浮物和并发的异常情况，做出诊断。

根据病情，可能需要其他检查，包括眼底照相、视野检查、视网膜断层摄影、荧光素血管造影等。

3. 治疗　大多数玻璃体漂浮物随着时间的推移，在大小和黑暗程度上会有所减轻，有些玻璃体漂浮物可自行吸收，也有些玻璃体漂浮物在眼内的位置移动，导致阴影作用减轻。此外，脑神经逐渐习惯于玻璃体漂浮物的存在，在一定程度上忽视了它们。最终，玻璃体漂浮物引起的不适程度会逐渐减轻。

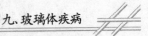

虽然某些中草药、维生素和碘制剂都曾经用于治疗玻璃体漂浮物,但是没有一种药物在临床试验中被证明有效。在少见病例,由于炎症或感染,白细胞在玻璃体内形成玻璃体漂浮物,适当的抗炎药物或抗生素治疗,可以减少白细胞的数量,从而减轻症状。对于消除或减少常见类型的玻璃体漂浮物,目前尚无有价值的口服药和眼药。

曾经有人使用钇铝石榴石(YAG)激光破碎玻璃体漂浮物,但是没有证据表明这种方法是安全和有效的。激光的使用对视力有明显的危险性。玻璃体本身可以用玻璃体切割术清除,但是需要做多条切口进入眼内,方可清除眼内大量不清亮的玻璃体和炎症碎片,往往弊大于利。

任何类型的手术,都不适用于因玻璃体脱水和玻璃体后脱离而引起的常见类型的玻璃体漂浮物。

以下病理性玻璃体漂浮物需要进行治疗。

(1)视网膜裂孔:需要及时治疗,以免液化玻璃体通过裂孔进入到视网膜下引起视网膜脱离。治疗方法是围绕裂孔用激光束烧灼,封闭裂孔。但是,视网膜裂孔的修复并不能减轻玻璃体漂浮物的症状。有些视网膜裂孔需要更为积极的治疗,包括在玻璃体腔内注入气体(充气性视网膜固定术)、冷冻疗法、玻璃体切割术等。

(2)视网膜脱离:视网膜脱离比视网膜裂孔严重得多,特别当大部分视网膜脱离或影响到黄斑部或中心视力时。一般来说,越早治疗效果越好。轻度的视网膜脱离可以在门诊进行治疗,使用充气性视网膜固定术。比较严重的视网膜脱离需要住院治疗,在手术室先在眼球周围注射麻醉药,然后用巩膜扣带术、玻璃体切割术、冷冻治疗术或眼内激光术进行治疗。为了使视网膜复位,也可以在玻璃体腔内注射气体或特殊的油。

(3)糖尿病性视网膜病变:糖尿病性视网膜病变的存在对眼科专家来说是一种严重的挑战。因为儿童发生的1型和成年人发生的2型糖尿病患者都在不断增加。如果拖延到糖尿病性视网膜病变发展到增殖期,出现异常脆弱的新生血管,失明的危险明显增加。增殖性糖尿病性视网膜病变需要有经验的视网膜病专家进行治疗,包括全视网膜光凝术,以阻止形成新生血管的刺激因素。用现代生物技术制成的药物已经用于治疗增殖性糖尿病性视网膜病变,并取得了一定效果。增殖性糖尿病性视网膜病变的顽固发展常常需要玻璃体切割术进行干预。当增殖性视网膜病变发展到瘢痕期,也叫纤维化期,手术更为困难且预后不良。

4. 预防

(1)对于良性玻璃体漂浮物还没有预防方法。它可以出现在任何年龄,但主要是中老年人,常常没有任何明显的原因。在眼外伤后,一些人出现玻璃体漂浮物,所以防止眼外伤是主要的预防措施。进行击球运动,如棒球、壁球、网球、曲棍球等,必须注意保护眼睛。

(2)糖尿病引起的病理性玻璃体漂浮物,通过常规检查和控制血糖,可以起到预防作用。

(3)高度近视眼引起的病理性玻璃体漂浮物,必须常规进行眼科检查,每年至少1次。因为近视眼本身就有发生视网膜脱离的危险。

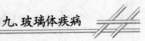

5. 预后

(1)病理性玻璃体漂浮物：预后取决于发病原因。早期发现和适当的治疗，预后一般来说是好的。

(2)良性玻璃体漂浮物：一般不会完全消失，但是玻璃体漂浮物的密度常常随时间的推移而逐渐减少。如果玻璃体后脱离完全离开视神经，漂浮物也会迅速减少。此外，有些人只在明亮的环境中或在白色的背景下才能注意到漂浮物。当大脑逐步适应漂浮物的存在，可在日常生活中感觉不到它们。对玻璃体漂浮物的适应可明显减少玻璃体漂浮物给患者带来的烦恼。

(二)玻璃体后脱离

玻璃体的后面从视网膜表面分离，称为玻璃体后脱离(图51)。大多数病例玻璃体后脱离的发生不伴有并发症，但是少数病例可发生潜在的、威胁视力的视网膜并发症。

玻璃体后脱离的重要性表现在两个方面：①玻璃体后脱离的出现，反映人眼在自然发展的过程中到达将要发生视网膜裂孔的临界点。②玻璃体后脱离的存在与否，对重要的视网膜和玻璃体疾病的发展和结果影响巨大。认识玻璃体后脱离的症状，准确评估其危险因素，早期全面检查玻璃体和视网膜，根据实际情况进行适当的处理非常重要。

1. 病因 有若干研究观察了玻璃体后脱离发生的原因。Foos 在尸体解剖中发现，有玻璃体后脱离的人占23.2%。Snead 等在平均年龄为 83.4 岁的尸检中发现，高

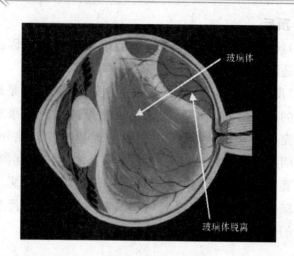

玻璃体

玻璃体脱离

图 51　玻璃体后脱离示意图

达 57％的人有玻璃体后脱离。

　　健康人发生玻璃体后脱离有两个重要因素:年龄和屈光不正。玻璃体后脱离的发生率随年龄的增长而增加。玻璃体后脱离在 40 岁以下正视眼的人群中十分罕见,但是随着年龄增长,其发生率逐渐增加,90 岁以后高达 57％～86％。在理论上,玻璃体后脱离与玻璃体液化有关,是老龄化过程中的退化表现,但是这种理论不完全被临床表现所支持。例如,在高龄人群中仍然有一部分人没有发生玻璃体后脱离,说明尽管年龄大和玻璃体液化,玻璃体后脱离也并不一定发生。各个年龄组的玻璃体后脱离发生率,近视眼组都高于正视眼组。玻璃体后脱离的发生年龄与近视眼有密切关系,即近视眼越重,发病年龄越早。

　　玻璃体后脱离的发生还受到眼科手术和病理变化的影

响。以前做过白内障手术,增加玻璃体后脱离的发病率。对于有糖尿病性视网膜病变的患者,不管严重程度如何,玻璃体后脱离均可发生在全视网膜光凝术之后。色素膜炎、视网膜血管疾病和眼外伤均可引起玻璃体后脱离。而前部缺血性视神经病变可减少玻璃体后脱离的发生。

在一般人群中,其他潜在的影响玻璃体后脱离发病率的因素包括性别、种族,甚至气候变化。

2. 危险因素 年龄过了 70 岁,大多数人有或即将发生玻璃体后脱离,关键在于眼睛是否健康或伴有眼病。如果一只眼发生了玻璃体后脱离,对侧眼通常在 1～2 年内也会发生玻璃体后脱离。导致发生玻璃体后脱离的常见危险因素如下。

(1)曾经做过白内障手术。

(2)有近视眼。

(3)眼内有炎症。

(4)有过眼外伤(如钝挫伤、交通事故、跌倒等)。

(5)眼内出血。

3. 症状

(1)出现玻璃体漂浮物。

(2)出现眼前闪光感。

(3)通常不出现视力下降,视力下降可继发于玻璃体出血或视网膜脱离。

4. 诊断 大多数玻璃体后脱离患者并没有发生并发症的危险,仅仅存在玻璃体内残留少许漂浮物而引起的症状。7％～15％的玻璃体后脱离的患者出现漂浮物、闪光感和视力下降,可能发生视网膜裂孔。发生视网膜裂孔方可导致视网膜脱离。不幸的是,玻璃体后脱离患者有视网膜裂孔和没有视网膜裂孔的症状是一样的,只有在散大瞳孔的情况下用检眼镜仔细检查方可发现视网膜裂孔。

如果视网膜裂孔发生在玻璃体后脱离时,通常发生在出现玻璃体后脱离症状的同时。因此,症状出现后立即进行检查就非常重要。但是,也有少部分患者的视网膜裂孔发生在症状出现后数周。因此,在初次检查后的 4～6 周应该再次进行检查。

玻璃体后脱离可通过观察玻璃体腔内分离的后玻璃体膜(PHM)进行诊断。在大多数病例,使用裂隙灯能在玻璃体腔内看到特征性的活动的玻璃体膜,该膜光滑而有皱纹。

为了确定玻璃体后脱离的范围,需要检查玻璃体的活动度。可在眼球迅速上下和左右转动后立即观察玻璃体,这样可以看到玻璃体和玻璃体脱离的整个情况。有时候,可以看到玻璃体从黄斑部分离时产生的玻璃体膜的破裂,膜上出现裂孔。

动态玻璃体检查,观察前玻璃体或后玻璃体膜上散布的色素颗粒,对评估可能发生的玻璃体后脱离十分重要。

如果最初的检查很充分,视网膜清晰可见,没有发现并发症,大多数患者可以回家。如上所述,玻璃体后脱离的发展仍然可以引起视网膜裂孔。虽然不可能预测哪些患者将发生视网膜裂孔,但是最近的研究指出,那些开始就有很多玻璃体漂浮物、帷幕样阴影或乌云样混浊症状者,或在初次检查之后玻璃体漂浮物增加者,都需要安排再次检查。

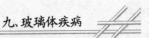

如果因为玻璃体混浊而不能完成对视网膜的检查,可检查瞳孔对光反射,以获得关于视网膜的有用信息。对于判断是否存在视网膜脱离和大的视网膜裂孔,B超扫描是很有帮助的。如果对视网膜裂孔的怀疑程度不高,常规处理是每周检查 1 次,包括超声波检查。根据视觉原因(如只有一只眼)、玻璃体出血不吸收(3 个月后)或其他原因(如血影细胞性青光眼)等情况,可以考虑手术治疗。

任何附加的危险因素的存在,不管来自病史或检查(如玻璃体内有色素颗粒),都是手术的指征。对这些病例,需要马上做玻璃体切割术。等到玻璃体出血自行吸收可能导致不必要的延误,如果视网膜脱离涉及黄斑部,则影响眼的视力预后。

即使没有症状,检查玻璃体后脱离患者的对侧眼也十分重要,因为对侧眼也可能发生玻璃体后脱离和视网膜裂孔。患眼发生的并发症,对侧眼也有发生的倾向。单眼玻璃体后脱离并发视网膜裂孔或视网膜脱离的患者,玻璃体后脱离也可能发生在对侧眼。第一只眼发生玻璃体后脱离 3 年内,大多数患者对侧眼也发生了。

5. 并发症 对于大多数患者来说,后玻璃体膜与视网膜分离后不发生并发症。约有 1/5 的患者发生并发症,需要治疗或不需要治疗。

(1)玻璃体出血:在有症状的玻璃体后脱离的患者中,玻璃体出血的发病率为 6％～18％,出血的程度不一。微量玻璃体出血的特点是,在裂隙灯下,玻璃体内存在红细胞,表现为在前玻璃体内可见细小的红色斑点,这些斑点应该与前玻璃体内较大的色素颗粒进行区别。较严重的玻璃体出血,在间接检眼镜下可见玻璃体内有血块(肉眼可见的出血)。前视网膜出血通常集中在下方,表现为半月形出血,标示出后玻璃体在视网膜下方分离的范围。

视网膜出血有被视网膜血管吸收的可能性,而且并不是所有病例都发生视网膜裂孔。一般来说,合并玻璃体出血的玻璃体后脱离的病例,38％～91％发生视网膜破裂。肉眼可见出血比微量出血引起视网膜破裂的危险性明显要大。在这种情况下,视网膜裂孔较大和相对靠后,可能有较大的被撕裂的血管。

(2)视网膜裂孔:在玻璃体后脱离发生过程中,后玻璃体膜从视网膜剥离,导致视网膜破裂。推测这是由于后玻璃体膜对视网膜薄弱区的过度牵拉所致。裂孔的形成通常伴有视网膜色素上皮细胞从感觉神经的视网膜下移行至玻璃体腔。这些细胞如果存在的话,可以在前玻璃体内表现为色素颗粒或碎片。但是,不要与红细胞混淆,红细胞较小,折光性较强。

继发于玻璃体后脱离的视网膜裂孔通常为马蹄形。如果后玻璃体膜的分离随时间推移而向前扩大,马蹄形可转换为带盖的圆形。在罕见情况下,可产生巨大的视网膜裂孔。在有症状的玻璃体后脱离的患者中,视网膜裂孔的发生率为8％～22％,这些裂孔常常发生在视网膜的颞下象限。视网膜裂孔也可发生在没有症状的玻璃体后脱离的患者,发生率为 4％～6％。

虽然一般认为视网膜裂孔形成是一次性事件,但是有些

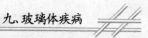

眼连续发生视网膜裂孔超过数年时间。在一项新近的研究中,在最初单纯玻璃体后脱离的眼中,有 3.7% 在随诊的 6 周中发生视网膜裂孔。

(3)其他并发症:在某些患者,玻璃体后脱离的过程没有完成,导致继发性并发症。后玻璃体膜在黄斑区的残留附着,可引起玻璃体黄斑牵拉综合征或视网膜前膜形成。在前者,附着于黄斑前的后玻璃体膜仍然与脱离的后玻璃体膜相连接。如果附着于黄斑的后玻璃体膜完全裂开,就表现为视网膜前膜。最近的组织学研究确认,黄斑前膜和后玻璃体膜在结构上类似。

6. 治疗 如果玻璃体后脱离不伴有视网膜裂孔,通常不需要治疗。玻璃体继续老化和液化,漂浮物将逐渐变少,随着时间的推移,越来越不被注意,多数患者的症状可以完全消失。

如果发生视网膜裂孔,需要用激光或冷冻疗法封闭裂孔。

十、视网膜前膜和视网膜脱离

(一)视网膜前膜

视网膜前膜是视网膜黄斑区形成的瘢痕组织,可引起中心视力的模糊和扭曲。根据引起视网膜前膜的不同原因,发病率变化很大。特发性视网膜前膜的发病率为7%,其中30%为双眼病例。成功的原发性视网膜脱离手术之后,视网膜前膜的发病率为3%~8.5%。男性和女性没有区别。中老年人的发病率较高,50岁年龄组为2%,75岁则高达20%。

1. 病因 玻璃体含有几百万根细小的纤维,附着于视网膜的表面。随着年龄的增长,玻璃体逐渐浓缩,从视网膜的表面离开,称为玻璃体脱离,属于正常的衰老现象。对于大多数病例,除了增加玻璃体漂浮物之外,没有其他严重不良反应。有时候,玻璃体牵拉视网膜时使视网膜表面受到微观损伤(注意,不是视网膜裂孔)。这种损伤发生后,视网膜就开始对损伤区进行修复,修复过程在视网膜表面形成瘢痕组织,这些瘢痕组织就是视网膜前膜,牢固地附着在视网膜的表面(图52)。当这些瘢痕收缩时,引起的视网膜皱褶通常不影响中心视力。但是,如果瘢痕组织形成在黄斑区,称为黄斑前膜,中心视力将变得模糊和扭曲。视网膜前膜与玻璃体脱离有关,玻璃体脱离通常发生在 50 岁以上的人。50岁以上的人,发生视网膜前膜的危险性明显增加。

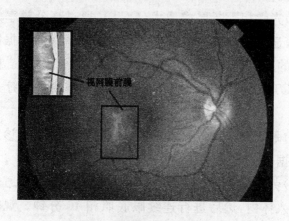

视网膜前膜

图 52　视网膜前膜示意图

视网膜前膜可分为特发性和继发性两种。特发性视网膜前膜没有明显的原因,而继发性视网膜前膜可为某些眼病所诱发,如脱离的视网膜和眼部炎症(如色素膜炎)。糖尿病性视网膜病变可引起视网膜前膜,眼部的手术和外伤也可引起视网膜前膜。

2. 症状　视网膜前膜可以没有症状,但是也可引起不同程度的视力下降,而引起严重视力下降的情况并不多见。视网膜前膜患者可能注意到视力模糊或轻度扭曲,把直线看成波浪形,视野的中央区域可能出现灰色的区域或出现盲点。阅读和观察细小的物体可能出现困难。

3. 诊断　医生首先要用直接或间接检眼镜检查眼底。为了详细确定视网膜前膜的范围和对黄斑的影响,需要加前

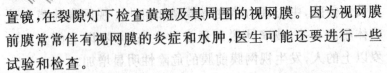

置镜,在裂隙灯下检查黄斑及其周围的视网膜。因为视网膜前膜常常伴有视网膜的炎症和水肿,医生可能还要进行一些试验和检查。

(1)光学相干断层成像术(OCT):通过高分辨率的扫描显微镜,显示视网膜高清晰度的断层图像。医生根据图像对视网膜的厚度进行测量,以确定是否有视网膜水肿。医生通过对 OCT 图像客观地观察,了解视网膜前膜的治疗过程和结果。

(2)眼底照相术:用以记录视网膜的变化,作为诊断和治疗的依据。

(3)荧光素血管造影术:将作为染料的荧光素通过手臂静脉注入体内,然后进行连续眼底照相 10 分钟。观察视网膜前膜的范围,以及是否有血管漏出。

4. 鉴别诊断

(1)老年性黄斑变性:视网膜前膜和老年性黄斑变性虽然症状类似,但却是两种不同的眼病。眼科医生在检眼镜下观察可以加以区分。

(2)黄斑裂孔:视网膜前膜和黄斑裂孔是不同的两种情况,虽然它们的发病原因相同,即浓缩的玻璃体牵拉视网膜。如果“牵拉”仅引起细微的损伤,视网膜本身将进行修复,结果形成瘢痕组织,也就是视网膜前膜。如果浓缩玻璃体对视网膜的牵拉力量太大,撕裂了视网膜,则形成比较严重的黄斑裂孔。两种情况的症状类似,均引起视物变形和视力下降。但是,视网膜前膜不会发展为黄斑裂孔。

5. 治疗 视网膜前膜通常不需要治疗。很多视网膜前膜患者的视物变形和模糊是轻度的,没有治疗的必要。患者通常能够适应轻度的视物变形和模糊,不影响阅读和开车等日常活动。

没有任何眼药能够治疗视网膜前膜。在极少数病例,视网膜前膜可自行剥离,使症状减轻和视力改善。少数病例视力恶化,影响日常活动,可能需要手术治疗。这种手术为玻璃体切割术联合视网膜前膜剥离术,手术时玻璃体被切除,防止它牵拉视网膜,用生理盐水取代切除的玻璃体,同时切除引起视网膜皱缩的瘢痕组织。75%以上的病例在手术后症状和视力得到改善。

玻璃体切割术要修复的视网膜前膜非常脆弱,大多数病例手术后视力不可能恢复正常。平均来说,视网膜前膜引起的视力丧失只有50%可以恢复。有些患者恢复较好,有些较差。大多数患者视物变形的症状明显减轻。恢复视力大约需要3个月。

6. 手术并发症 玻璃体切割术的常见并发症是增加白内障的发病率。玻璃体切割术后数年内可能需要做白内障摘除术。较少的并发症是手术中或手术后的视网膜脱离和手术后感染。在罕见情况下,视网膜前膜再次出现。

7. 预后

(1)大多数视网膜前膜的患者视力稳定,不会进行性恶化。通常情况下,视网膜前膜仅影响一只眼,虽然另外一只眼后来也可能受到波及。

(2)临床上明显的视网膜前膜进行玻璃体切割术联合手术剥离,视力和视网膜的显微外观均得到改善。研究发现,

78％～87％的视网膜前膜患者手术后视力增加至少2行(视力表)。

(3)大多数病例手术后视物变形的症状得到改善,日常活动的能力增加,如能够阅读报纸上较小的字。

(4)有时候尽管视力改善,但是视物变形的症状依然存在,多发生在视网膜前膜没有被完全剥离的病例。另外一些病例视物变形的症状改善了,但视力没有进步,可能与长时间黄斑水肿有关。

(5)视网膜前膜的手术治疗促使白内障形成或加速白内障的发展。

(二)视网膜脱离

视网膜从它附着的脉络膜上分离,称为视网膜脱离。视网膜脱离是一种非常严重的眼病,可导致完全失明。光感受器的外层从脉络膜接受氧和营养,一旦视网膜从脉络膜脱离,光感受器将失去功能。黄斑中心凹没有视网膜血管,氧气完全依赖脉络膜供应,所以黄斑脱离将导致视锥细胞永久性损害,丧失中心视力。如果黄斑未受波及,在视网膜复位后,视力得以保留。

视网膜脱离可发生在任何年龄,但是常发生在25～50岁的人。特别容易发生在高度近视眼的患者和白内障手术后的老年人。

1. 病因

(1)视网膜出现裂孔:可由衰老引起组织变性而自然发

生,也可因外伤而引起,称为孔源性视网膜脱离。大多数视网膜脱离是由视网膜破裂或裂孔所引起。当玻璃体从它附着的视网膜上松弛或分离时,导致视网膜破裂。视网膜裂孔通常发生在视网膜的周边部分。液化玻璃体通过视网膜裂孔,聚集到视网膜的后面。液体在视网膜后面不断积累,将视网膜从眼球后面分离(脱离)。随着液化玻璃体在视网膜后面聚集的不断增加,视网膜脱离的范围不断扩大,最终导致整个视网膜脱离。

(2)视网膜受到牵拉:由于视网膜内层和玻璃体之间形成的组织纤维索条的收缩,使视网膜受到牵拉而导致脱离。这种情况常见于糖尿病患者。

(3)液体聚集在视网膜的两层之间:由外伤、感染、炎症(肿胀)的发展过程所引起,或者因为在视网膜的两层之间渗出液体的肿瘤所引起。

2. 危险因素 对于正常眼来说,每年在 10 万人中大约有 5 人发生视网膜脱离。中年人和老年人的发病率明显增加,每年每 10 万人中,大约有 20 人发生视网膜脱离。正常眼终身发生视网膜脱离的概率大约是 1/300。

(1)有高度近视眼(5~6 屈光度)的人最容易发生视网膜脱离。67%的视网膜脱离患者有近视眼,因为他们的眼球较长,视网膜被拉伸变薄,终身发生视网膜脱离的概率增加到 1/20。对于 60 岁的人来说,发生视网膜脱离的概率,正常眼为 0.06%,而近视眼增加到 2.4%。

(2)视网膜脱离常见于白内障手术之后。据估计,白内障手术后,在每 1 000 例中,有 5~16 例发生视网膜脱离。

(3)增殖性糖尿病性视网膜病变或镰状细胞贫血病的增殖性视网膜病变可发生牵拉性视网膜脱离。增殖性视网膜炎患者,视网膜内有异常的新生血管,这些血管伸到玻璃体。这些血管牵拉视网膜离开后面的色素上皮层,形成牵拉性视网膜脱离。

(4)虽然视网膜脱离通常发生在一只眼,但是15%的对侧眼也将发生。双眼做过白内障手术的患者,这种危险性增加25%～30%。

(5)视网膜格子样变性使视网膜的外缘变薄,容易发生视网膜脱离。格子样变性为变薄的视网膜有类似格子的十字形图案,常常包含有小的孔洞。格子样变性在一般人群中的发病率为6%～8%,常见于有近视眼的人。近视眼比正常眼眼球长,周边视网膜比较薄,容易发生格子样变性。在格子样变性的患者中,大约有1%将发生视网膜脱离。

(6)慢性葡萄膜炎增加发生视网膜脱离的危险。

(7)有过眼外伤的人容易发生视网膜脱离。眼球钝挫伤和穿通伤均可引起视网膜脱离。

(8)白内障手术,特别是有并发症的手术增加发生视网膜脱离的危险。白内障囊内摘除术,术中支撑玻璃体的后囊连同晶状体的其他部分一起被摘除,玻璃体必然向前移动,后玻璃体对视网膜的牵拉加重,引起视网膜裂孔,进而引起视网膜脱离。囊外白内障摘除术和目前广泛使用的超声乳化白内障吸出术,如果在手术中发生后囊破裂,也一样使玻璃体前移,导致视网膜裂孔和脱离。视网膜脱离特别容易发生在手术后的第一年。

（9）某些眼药，如毛果芸香碱可以引起视网膜脱离。

3. 分型　视网膜脱离有 3 种类型。

（1）孔源性视网膜脱离：视网膜感光层破裂，液体通过裂孔流到视网膜下聚集，使视网膜从供应视网膜营养的色素上皮层分离（图 53）。近视眼患者容易发生该型视网膜脱离，因为他们的眼球前后径较长，使视网膜变薄，更加脆弱。做过内眼手术或有过严重眼外伤的患者有发生该型视网膜脱离的较大危险性。该型视网膜脱离最为常见，需要手术治疗。

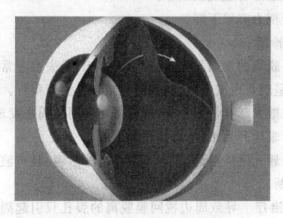

图 53　孔源性视网膜脱离示意图
白色箭头显示液体由玻璃体经裂孔流到视网膜后

（2）牵拉性视网膜脱离：该型视网膜脱离的发生是由于玻璃体索条或视网膜瘢痕组织收缩，牵拉视网膜，使其从色素上皮层分离。

（3）渗出性视网膜脱离：常由视网膜疾病引起，包括眼的炎症性疾病和眼外伤。该型视网膜脱离因液体漏进视网膜下而引起,没有视网膜裂孔。这种视网膜脱离非常少见,在本节中将不进行讨论。

4. 症状和体征

(1)视网膜脱离常伴有玻璃体后脱离,出现玻璃体漂浮物和眼前闪光感,或者玻璃体漂浮物的数量突然增加。

(2)视野的任何部分出现阴影或帷幕样阴影,说明视网膜裂孔已经发展为视网膜脱离。

(3)眼前出现蜘蛛网样黑影。

(4)眼部有轻度沉重感。

(5)视力突然下降。

5. 诊断

(1)脱离的视网膜隆起,犹如山峦起伏,失去正常的红色反光而呈现灰色或青灰色,表面有暗红色血管爬行。

(2)散大瞳孔仔细检查,通常可在视网膜周边发现裂孔。

(3)眼压开始正常,以后逐渐下降。

(4)屈光间质混浊,眼底不能看清的患者,超声波检查有助于诊断。

6. 治疗　导致周边视网膜脱离的裂孔只引起周边视力丧失,如果不及时进行治疗,几乎所有周边视网膜脱离均将发展为全部视网膜脱离,而导致视力完全丧失。脱离的视网膜自行复位极为罕见。

早期诊断和紧急治疗将能够抢在黄斑脱离之前使脱离的视网膜复位,使视力较好地恢复。视网膜脱离的修复手术通常很成功,尽管可能需要采取一种以上的手术。一旦手术使视网膜复位,视力通常得到稳定的改善。视网膜成功复位并不都能使视力恢复正常,患者的视力和阅读能力取决于黄斑部是否脱离和脱离的时间。

(1)封闭裂孔:如果在视网膜脱离之前发现视网膜裂孔,封闭裂孔能够预防视网膜脱离。激光和冷冻疗法封闭视网膜裂孔非常成功。激光治疗是在裂孔的周围烧灼很多点,在烧灼处形成瘢痕将裂孔封闭(图54A)。裂孔封闭后玻璃体液体就不会再通过裂孔进入视网膜下引起视网膜脱离。

在少见情况下,如裂孔太靠前,不能使用激光,只好用冷冻疗法封闭裂孔。用冷冻针在裂孔附近的巩膜进行冷冻,形成瘢痕封闭裂孔(图54B)。

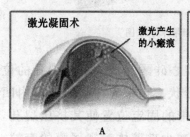 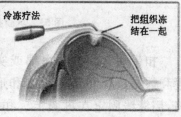

图54 激光凝固术(A)和冷冻疗法(B)示意图

一旦视网膜脱离发生,在大多数情况下,激光和冷冻治疗都已经晚了。如果视网膜脱离的范围大到激光和冷冻治疗无法奏效,为了防止视力丧失,主要有3种手术可以选择:巩膜扣带术、充气性视网膜固定术和玻璃体切割术。

(2)巩膜扣带术:这种手术的应用已经超过40年,大约在25年前成为治疗视网膜脱离的主要手术,常用于治疗孔源性视网膜脱离。这种手术涉及视网膜裂孔的定位,激光、透热疗法或冷冻疗法封闭所有的裂孔,以及用巩膜扣带支撑视网膜裂孔(图 55)。

手术前　　　　　　　　　　手术后

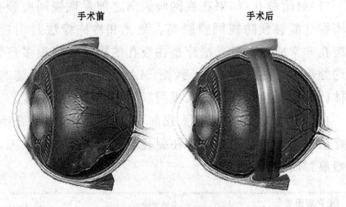

图 55　巩膜扣带术示意图

扣带通常由硅酮海绵或实心硅酮制成。根据裂孔的位置和数量选择扣带的类型和形状。扣带箍在眼球上向内凹陷,用缝线固定在巩膜上。扣带的固定位置使其挤压裂孔,有效地封闭裂孔和压缩眼球,减少玻璃体对视网膜的牵拉。一旦裂孔被封闭,视网膜下的液体将在 1～2 天自行吸收。

巩膜扣带术通常只需要局部麻醉,当天可以出院。手术后不需要保持特殊的体位,数日后可恢复大多数活动,但不可震动头部。

巩膜扣带可以永久性留在眼球外面,扣带位于眼球的中部为结膜覆盖,不影响外观。

巩膜扣带术一次成功率在 90％ 以上。最近的研究发现,扣带使眼球延长,可增加近视的度数。

(3)充气性视网膜固定术:从 20 世纪 80 年代开始,对于修复单纯的孔源性视网膜脱离,特别是当单一裂孔位于视网膜的上部,充气性视网膜固定术逐渐普及。

　　该手术涉及将气泡注入玻璃体腔,患者保持适当的体位,使气泡覆盖视网膜裂孔。如果裂孔被气泡覆盖,视网膜下液体将在1～2天内被吸收(图56)。视网膜裂孔在气泡注入前用冷冻疗法封闭,或者在视网膜复位后用激光封闭裂孔。

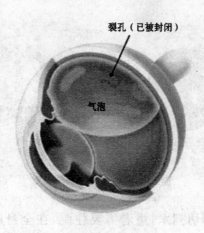

裂孔（已被封闭）

气泡

图 56　充气性视网膜固定术示意图

　　该手术的主要优点是可以避免巩膜扣带术的某些并发症,以及可在门诊进行。主要缺点是手术后要固定头部7～10天,以及一次成功率比扣带术低。如果手术不成功,可进行巩膜扣带术。

　　充气性视网膜固定术的成功率为75％。失败的主要原因是患者不能保持适度的头位和出现新的裂孔。

　　(4)玻璃体切割术:大约在30年前,玻璃体切割术开始用于治疗视网膜脱离,手术方法不断改进。至少在 10~15年前,该手术就已经成为治疗视网膜脱离的第一线手术。这种手术涉及做一个很小的切口,以便把切割器伸入到玻璃体腔。手术的第一步,用玻璃体切割器切除玻璃体和视网膜表面的瘢痕组织(图 57),直接消除了在裂孔处对视网膜的牵拉;然后在玻璃体腔内注入气泡,气泡机械性地推动脱离的视网膜复位;最后用激光照射或冷冻疗法封闭视网膜裂孔。

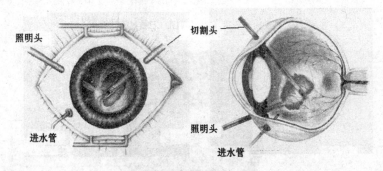

照明头　　　　　　切割头

进水管　　　　　　照明头

进水管

图 57　玻璃体切割术示意图

做玻璃体切割术,患者需要住院,在全身麻醉或局部麻醉下进行。但是,也有些医院在门诊手术室局部麻醉下手术,患者在手术当天回家。

手术的成功率在 90％以上。

7. 手术前后注意事项

(1)老年患者记忆不好,到眼科检查和治疗前,把自己的病史整理一下,写在纸上,以免遗漏。包括以前和目前患的疾病,如近视眼、糖尿病等,以及使用的各种药物。

(2)手术前医生要向患者解释手术目的、方法、结果和可能发生的并发症,并且要求患者在手术同意书上签名。在签名前,患者一定要听清楚、弄明白。

(3)手术后,大多数患者有轻微的眼部疼痛和肿胀。医生会给患者口服或注射药物止痛。手术后患者可以洗脸和洗澡,但在1个月内不能把水弄到眼部。如果要洗头,应该采取仰头的姿势,请别人帮助洗。1个月内不可使用眼睑化妆品。

(4)在正常情况下,手术后24小时之内患者可以带药回家,1～2周后到门诊复查。

(5)回家后如果感觉手术区有轻度的不舒服或疼痛,可服用止痛药。最好服用对乙酰氨基酚(扑热息痛),而不要服用可引起出血的阿司匹林。手术眼盖有眼垫和保护罩,用以防止手在无意中触摸眼睛,特别在睡眠时。

(6)在通常情况下,手术后数日反应减轻,视力改善。这时,在夜间和白天睡眠时,还要戴眼保护罩。大约手术后1个月可以不戴眼保护罩,最好根据医生的意见,决定去除眼罩的时间。

(7)手术后为了改善视力,白天可以戴手术前使用的眼镜。为了预防眩目,可以戴太阳镜。手术眼在术后至少2个月,方可再戴角膜接触镜。

(8)手术后1～2周可恢复轻工作。恢复体力劳动起码在3个月以后。

(9)如果患者做的是充气性视网膜固定术,至少在3～4周内不能坐飞机。因为飞机升空以后气压下降,眼内的气泡膨胀,可能引起严重的眼部问题。

(10)患者在手术后的早期阶段要非常小心,特别要注意安全,因为视力未必如想象中的那么好。术后什么时候可以开车要根据视力恢复情况由医生决定。如果医生不允许,千万不要开车,以免发生危险。

8. 手术并发症

(1)视网膜脱离手术后,患者普遍感觉不舒服、流泪、眼红、眼肿胀和痒,持续时间因人而异。这些症状需要用眼药治疗。

(2)手术后视力模糊可能持续数月之久,特别在巩膜扣带术后。巩膜扣带增加眼内的压力,改变眼球的形状,影响控制眼球运动的肌肉,使手术眼的视力和调节发生变化。恢复以后,验光配眼镜有助于改善视力。

(3)巩膜扣带如果影响到眼外肌,可能引起复视。

(4)眼内出血,可引起疼痛和影响视力,通常会自行吸收,有时候需要手术控制。

(5)眼部感染,可用抗生素眼药水和控制水肿的药物(如类固醇)进行治疗。如果感染十分严重,向眼周围扩散,必须住院治疗,通过静脉给抗菌药物。

(6)视网膜脱离手术之后,视网膜瘢痕的进一步发展,瘢痕索条可牵拉视网膜引起新的脱离,可能需要用玻璃体切割术进行治疗。

(7)视网膜脱离手术(特别是巩膜扣带术)后,可能发生脉络膜脱离。脉络膜脱离通常在1~2周内痊愈,不需要进一步治疗。

(8)在非常罕见的情况下,巩膜扣带引起感染,如果感染不能为抗菌治疗所控制,可能需要拆除扣带。

(9)其他并发症,包括眼压升高(青光眼)、晶状体混浊(白内障)和上睑下垂。

以上仅仅是帮助读者了解视网膜脱离手术并发症的一般情况,不可能面面俱到,更不可能符合每一个患者的具体情况。患者如果发生并发症一定要咨询手术医生。

9. 预后 裂孔性视网膜脱离通过一种或联合手术的一次成功率可达 90%。联合手术通常是巩膜扣带术加玻璃体切割术。如果在第一次手术后,脱离的视网膜没有复位或者再次脱离,通常由于视网膜表面形成瘢痕组织和玻璃体腔内存在对视网膜的牵拉力。如果在巩膜扣带术后发生这种情况,常常需要用玻璃体切割术修复脱离的视网膜。有时候在玻璃体腔内注入气泡可使视网膜复位。如果开始做的是玻璃体切割术,常需要再做 1 次玻璃体切割术,以切除新的瘢痕组织,合并或不合并巩膜扣带术。如果开始做的是充气性视网膜固定术,可重复 1 次,或者改做巩膜扣带术或玻璃体切割术。修复视网膜脱离没有固定模式,需要根据患者的实际情况灵活运用,可以单独使用,也可以联合使用。

预测最后视力的最重要因素是手术前测量的视力。如果术前视力好,手术成功后的视力也好;如果手术前的中心视力不好,术后的视力常常下降,即使视网膜复位成功。换句话说,视力预后主要取决于视网膜脱离前视网膜本身的情况。如果黄斑部没有脱离,以前的视力在视网膜成功修复后可以保留。但是,如果黄斑部脱离,中心视力将下降,即使脱离的视网膜被成功修复,丧失的视力也不可能再恢复,因为感光细胞损伤后不能复原。所以,黄斑部脱离的时间越长,视力丧失越严重。一般来说,如果黄斑中央部脱离超过 4～5 天,手术复位后,中心视力将明显丧失。

视网膜手术后数月,患者需要更换眼镜,特别在巩膜扣带术后。最后视力还会因为白内障的发生和发展而下降,在玻璃体切割术后常常发生白内障。对于这种病例,白内障摘除术可使视力恢复。

10. 预防 有些人的视网膜脱离是可以预防的。预防视网膜脱离的有效方法是在出现玻璃体后脱离的症状时及早到眼科检查和治疗。早期检查能够发现视网膜裂孔,裂孔可以封闭,使发生视网膜脱离的危险性从 1/3 降低到 1/20。

视网膜脱离有一些已知的危险因素,如白内障手术、眼外伤、高度近视眼等。避免和减少这些危险因素的影响对于预防视网膜脱离有积极意义。选择保留晶状体后囊的白内障手术,如囊外白内障摘除术或超声乳化白内障吸出术,以消除白内障手术引起的危险。进行对眼有危险的活动时戴保护眼镜,如拳击、跆拳道、垒球、敲击金属块等。如果有高度近视眼,一定要避免可能震动眼球的剧烈活动,如跳水和潜水、跳伞、举重、蹦极等。

十一、老年性黄斑变性

(一)概　述

老年性黄斑变性,也称年龄相关性黄斑变性,是 50 岁以上人群中的常见眼病。它缓慢地破坏黄斑,影响中心视力,是中老年人视力下降的主要原因。

在某些病例,老年性黄斑变性发展缓慢,在长时间内不发生视力变化;而另外一些病例,黄斑变性发展较快,导致单眼或双眼视力下降。除视力下降外,老年性黄斑变性不会引起完全失明,因为患者可以使用周边视力看东西。

如果把该病的定义扩大为在眼球后极部有明显玻璃膜疣,不管有无视力丧失,则老年性黄斑变性的发病率在 60 岁以上的人群中超过 20%。如果对该病严格定义,只有晚期出现视网膜萎缩和(或)脉络膜新生血管形成才算,则 50 岁年龄组的发病率为 0;70 岁年龄组为 2%;80 岁年龄组为 6%。

在上海的调查中,50 岁以上人群的患病率达 15.5%。其中湿性占 11.9%,干性占 88.1%。

1. 病因　老年性黄斑变性的发生与年龄和遗传有关。Duke 大学和其他研究者注意到,补体因子 H 基因的变异与老年性黄斑变性的发生密切相关。哥伦比亚大学医学中心和其他研究者发现,补体因子 B 基因的变异可能也涉及老年性黄斑变性的发生。此外还发现,补体因子 C3 的变异与发生老年性黄斑变性有关。

《Ophthalmology Clinics of North America》报道,视网膜内缺氧的细胞参与诱发新生血管形成和对湿性黄斑变性的病例造成损伤。新生血管形成被血管内皮生长因子内的一种蛋白质所激活,因而在黄斑变性的治疗中使用抗血管内皮生长因子。

2. 危险因素

(1)年龄:头号危险因素是年龄。发生老年性黄斑变性的危险随年龄的增长而增加,通常发生在 50 岁以上的人,在超过 75 岁的人中,约 1/3 受其影响。

(2)吸烟:吸烟使发生老年性黄斑变性的危险性增加2～5 倍。视网膜是高耗氧器官,任何影响向视网膜提供氧的因素都将危害视力。吸烟引起氧化性损伤,促进老年性黄斑变性的发生和发展。

(3)遗传:大多数老年性黄斑变性患者存在不同基因的特殊变异。对兄弟和双胞胎患者的研究证明,在老年性黄斑变性的发生和严重程度上,遗传确系一个重要因素。

(4)性别:女性比男性更容易患老年性黄斑变性,可能是因为女性比男性寿命长,有更多的时间和机会发病。

(5)种族:白种人比其他种族的人更容易患老年性黄斑变性,可能与基因背景和色素沉着有关。

(6)阳光照射:长时间阳光照射,紫外线直接损伤视网膜组织,导致有害视网膜产物的聚集。

(7)高脂肪饮食和(或)营养及抗氧化物质缺乏:习惯于高脂肪、高胆固醇和高糖饮食,而缺乏抗氧化物质的人比较容易患老年性黄斑变性。

(8)肥胖和缺乏运动:超重的人患老年性黄斑变性的危险性比正常体重的人高2倍。研究发现,每周运动至少3次,可以有效减少发生老年性黄斑变性的危险。运动能够改善心血管系统的健康,预防老年性黄斑变性的发生。

(9)高血压:血压高的人容易患老年性黄斑变性。高血压的作用类似吸烟,引起滋养视网膜的血管收缩和狭窄。

(10)眼的颜色:眼的颜色浅的人容易患老年性黄斑变性,可能色素少的眼缺乏对紫外线的防护。

(11)药物的不良反应:如氯喹(一种抗疟药)、吩噻嗪(用作杀虫剂或抗精神病药物)等药物的不良反应。

3. 诊断　老年性黄斑变性在早期和中期通常没有症状,只有全面和详细的眼科检查才能发现。

(1)视力检查:用视力表检查远视力和近视力。

(2)Amsler方格表检查:门诊医生一旦怀疑就诊者有老年性黄斑变性,一定要用Amsler方格表检查。患者被确诊后,最好自备该表,每日检查视觉的变化。因为干性黄斑变性可以变为更加危险的湿性黄斑病变。方格表如图58所示,使用方法如下:①手拿方格表,距离眼睛约30厘米。②戴阅读(老视)眼镜。③遮盖住一只眼。④用未遮盖眼注视方格表中心的黑色圆点。⑤注意方格表上的线是否直,有没有扭曲、模糊或变黑。⑥如果发现方格表上的线有变化,说明黄斑部出现问题。

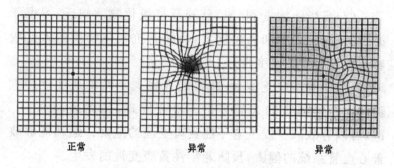

正常   异常   异常

图 58　Amsler 方格表检查示意图

（3）散瞳检查眼底：用药物散大瞳孔后，用直接和间接检眼镜仔细检查眼底。老年性黄斑变性有两种类型，即干性和湿性。早期老年性黄斑变性，常可在视网膜色素上皮层的下面看到微黄色的玻璃膜疣，伴有视网膜色素上皮层的色素沉着和色素脱落，呈斑驳状。当发展到湿性阶段，视网膜色素层萎缩，表现为界限分明的色素脱落区。视网膜下和视网膜内有渗出液，偶尔可看到脉络膜新生血管形成（图 59）。

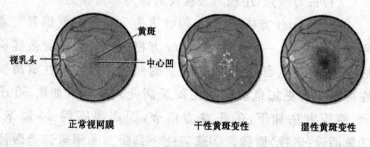

黄斑

视乳头——　　　　　　——中心凹

正常视网膜　　　　干性黄斑变性　　　　湿性黄斑变性

图 59　老年性黄斑变性

(4)荧光素血管造影：如果怀疑患者有湿性老年性黄斑变性，可能需要进行荧光素血管造影。医生先把荧光素染料注射到患者手臂的静脉。染料随血液流到全身，包括眼球。当染料流经视网膜血管时，用眼底照相机连续拍照。视网膜的异常区域将被染料突出显示，如果为湿性黄斑变性，可见染料从视网膜漏出。

(5)光学相干断层成像（optical coherence tomography，OCT）：这是一种比较新的检查眼部活体组织的方法。医生怀疑患者有湿性黄斑变性时，常需做该项检查。它可以显示视网膜微细结构的高分辨率断层，可见脉络膜新生血管形成的断面轮廓。OCT检查广泛用于早期诊断和观察治疗效果。

（二）干性老年性黄斑变性

在老年性黄斑变性中，大约90％为干性。干性老年性黄斑变性是老年性黄斑变性在早期和中期阶段最常见的类型。

当黄斑区的感光细胞缓慢受损，干性黄斑变性就发生了。表现为黄斑组织变薄和色素沉着，中心视力逐渐下降。随着干性黄斑变性的发展和恶化，视野中央可出现模糊的暗点。随着时间的推移，黄斑功能逐步丧失，中心视力缓慢下降，通常不及湿性严重。但是，通过数年的缓慢发展，到了晚期也可以引起严重视力丧失。

1. 症状和体征　干性老年性黄斑变性在早期阶段几乎

没有症状。最常见的早期症状之一是黄斑和黄斑周围出现玻璃膜疣。对于患者来说,最重要的是在该病发展之前就进行常规眼科检查。

较晚期的干性老年性黄斑变性,最常见的症状是视力模糊,看到的物体不像过去那样明亮、清晰。症状具体表现如下。

(1)远、近视力模糊。

(2)细看物体时需要越来越亮的照明。

(3)看彩色物体时总感觉色彩不够鲜艳。

(4)雾视,看东西不清楚,好像有一层薄雾。

(5)从明亮房间走进较暗房间时视物困难。

(6)识别来人的脸有困难。

(7)在视野中央有一个模糊的暗点。

干性老年性黄斑变性可影响单眼或双眼。如果一只眼出现黄斑变性,患者可能感觉不到视力的变化,因为好眼将补偿病眼的视力丧失。

玻璃膜疣是视网膜下的黄色小斑块,为组织被破坏后,碎块的沉积。它们的体积可小可大(图60)。

60岁以上的人常常有玻璃膜疣。玻璃膜疣本身并不引起视力下降。事实上,科学家对于玻璃膜疣和干性黄斑变性之间的关系尚未完全明了。但是,玻璃膜疣大小和数量的增加会明显增加发生干性或湿性黄斑变性的危险。

2. 分期　干性黄斑变性可分为3期,分期标准部分根据视网膜下玻璃膜疣的大小和数量。

(1)早期:只有小的玻璃膜疣或很少的中等大的玻璃膜

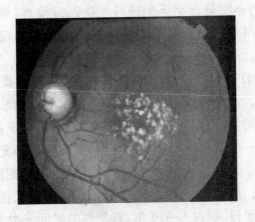

图60 黄斑区的玻璃膜疣

疣。患者可能没有任何症状和视力下降。

(2)中期:有很多中等大小的玻璃膜疣,或者有一个或多个大的玻璃膜疣。很多患者仍然没有症状。某些患者在中央视野内有模糊的暗点。阅读和做精细工作时需要更亮的照明。

(3)晚期:除出现玻璃膜疣之外,黄斑部的感光细胞及其支持组织受到破坏,使患者中央视野出现模糊的暗点。随着时间的推移,暗点逐渐扩大和变暗,扩大到中央视野的较大区域。

所有湿性老年性黄斑变性的患者首先发生中期干性老年性黄斑变性。即使在早期,干性也可能突然转变成湿性。干性老年性黄斑变性可在任何时间转变为湿性。医生目前尚无法预知干性是否将转变为更为严重的湿性。

目前,对没有症状和不影响视力的早期老年性黄斑变

177

性,最好的办法是每年至少进行 1 次眼科检查,特别要散大瞳孔检查眼底。检查有助于发现早期病例和确定黄斑变性是否发展。

3. 治疗　对于干性老年性黄斑变性,目前尚无特殊的治疗方法。但是,对于减轻症状和改善眼的健康状况有很多事情可以做,如戒烟和在阳光下戴太阳镜;健康平衡饮食,特别是多吃一些富有抗氧化剂的食物;服用营养补充剂等都有一定延缓该病发展的作用。在眼科低视力门诊配助视器,可改善视力。患者应该记住,干性老年性黄斑变性视力丧失的发展非常缓慢,超过 5～10 年,有足够的时间采取上述措施。

4. 预防　研究发现,老年性黄斑变性的发展与黄斑色素消失的水平有关。这层视网膜能够有效地滤过有害的蓝光,使自由基减少。黄斑区有高浓度的引起细胞膜氧化的自由基。从理论上讲,某些抗氧化剂能够减少黄斑色素上的自由基,进而对老年性黄斑变性的发展产生影响。水果和蔬菜中的类胡萝卜素在建立和维持视网膜色素层的厚度上起重要作用。类胡萝卜素中的 β-胡萝卜素、叶黄素和玉米黄质,被证明能够延缓晚期老年性黄斑变性的发生。包含这些类胡萝卜素的合成营养补充剂,再加上维生素 C、维生素 E 和锌,能够有效地减轻老年性黄斑变性的晚期症状和体征。

抗氧化剂的使用并不能逆转老年性黄斑变性引起的损害,但可用于预防和延缓老年性黄斑变性的发生和发展。

（三）湿性老年性黄斑变性

当视网膜后面的异常血管生长到黄斑下面,湿性老年性黄斑变性就发生了。新生血管非常脆弱,易漏出血液和液体,使黄斑肿胀,加快黄斑部的损害,引起视网膜瘢痕形成,使患者的中心视力很快丧失,故又称为晚期老年性黄斑变性。它不像干性老年性黄斑变性那样有明显的分期。

在老年性黄斑变性的患者中,湿性约占 10%。湿性老年性黄斑变性比干性老年性黄斑变性的早期和中期要严重得多。

1. 症状和体征

(1)视觉扭曲,把直线看成弯曲或不规则的线。

(2)视野中出现深灰色或黑色的暗点。

(3)丧失中心视力。

(4)双眼看同一个物体,大小不一样。

(5)患眼看彩色物体,感觉颜色不鲜艳。双眼看同一彩色物体,颜色不一样。

湿性老年性黄斑变性的症状出现和恶化相当迅速。

2. 治疗　早期诊断和适当的治疗可延缓或停止湿性老年性黄斑变性的发展。新的治疗方法甚至可以使视力恢复。因此,对于患者来说,越早治疗,保留视力的机会越大。

对湿性老年性黄斑变性的治疗方法包括在眼内注射抗血管内皮生长因子(anti-VEGF)、光动力学疗法、激光光凝术等。

（1）抗血管内皮生长因子：湿性老年性黄斑变性患者的眼内分泌高水平的血管内皮生长因子。于是有科学家想到，把抗血管内皮生长因子注射到眼内，阻断血管内皮生长因子促进新生血管生长的作用，从而防止异常新生血管的发展。

抗血管内皮生长因子药物是最近发展起来的治疗湿性黄斑变性的一组药物。由于这些药品的生产涉及最新技术，故售价非常昂贵。

抗血管内皮生长因子药物有雷珠单抗（ranibizumab）、哌加他尼（pegaptanib）和贝伐单抗（bevacizumab）等。

通常是用很细的针头将抗血管内皮生长因子药物注射到玻璃体内（图61）。雷珠单抗需要每月注射1次。

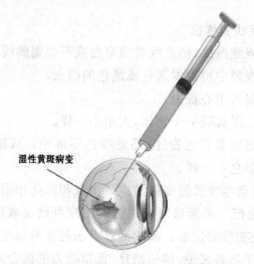

湿性黄斑病变

图61　将抗血管内皮生长因子药物注入玻璃体腔示意图

雷珠单抗治疗的患者中，约1/3有视力改善。对于大多

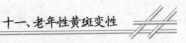

数患者,治疗可维持现有视力和防止继续恶化。在经过治疗的患者中,大约有 1/10 没有治疗反应。

(2)光动力学疗法:这种技术发展于 20 世纪 90 年代,涉及视网膜选择区域的激光治疗。首先,将一种叫维替泊芬(verteporfin)的光敏感药物注射到患者手臂的静脉内。这种药物流到全身的血管,包括眼内的所有新生血管。医生用激光束照射眼内的新生血管,激活血管内的光敏感药物。药物被激活后,摧毁异常生长的新生血管,延缓视力丧失的速度。这种手术大约需要 20 分钟。

光动力学疗法虽然治疗的成功率很高,但是并不适合所有病例。是否适用取决于新生血管生长的位置和范围。治疗成功,可防止视力丧失的进一步恶化,而不能使视力恢复。治疗通常需要每数月重复 1 次,以持续抑制新生血管的生长。它与激光光凝术比较,最大的优点是较少损伤正常的视网膜。

(3)激光光凝术:对于某些湿性老年性黄斑变性的患者,可采用激光光凝术。这种方法的使用不及其他方法普遍。用激光束烧灼眼内的新生血管,使其受到摧毁(图 62)。但是,激光治疗也可摧毁周围健康的视网膜,引起更严重的视力下降。接受这种治疗的患者,在视网膜上将留下永久影响视力的黑色或灰白色斑块。

激光光凝术只适用于很少的病例,它取决于新生血管生长的位置,如果新生血管的生长非常靠近黄斑中心凹,则不适合这种治疗,因为激光和瘢痕均有严重损害视力的危险。

(4)其他治疗方法:放射疗法、其他药物和视网膜手术等

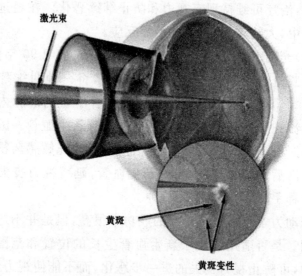

激光束

黄斑

黄斑变性

图62　激光光凝术治疗湿性黄斑变性示意图

都在研究之中。例如,有一种手术将周边正常视网膜移植到有病的黄斑区。这些新治疗方法的价值尚不能确定。眼科界,特别是美国的眼科界正在积极研究新的治疗方法,在不久的将来或许有更有效的治疗方法。

3. 晚期老年性黄斑变性　湿性老年性黄斑变性和晚期干性老年性黄斑变性都被称为晚期老年性黄斑变性。它们可以影响同一只眼,也可双眼存在不同的类型。对于大多数病例来说,只有晚期老年性黄斑变性才能够引起视力丧失。

　　一只眼患晚期老年性黄斑变性的患者,另外一只眼有患晚期老年性黄斑变性的高度风险。

　　视力康复对于晚期老年性黄斑变性有严重中心视力丧

失的患者是有帮助的。助视器集中在改善阅读能力和活动能力,其工作原理不外乎是方便近距离阅读或放大远距离目标。可用眼镜助视器阅读和做近距离工作,眼镜助视器以+12.00屈光度(即放大 3 倍)左右为佳;也可使用+12.00～+20.00 屈光度的手持或立式放大镜,可使眼和放大镜之间的距离远一些。

对于视力严重丧失和有大的中心暗点的患者,可使用电视助视器,也就是利用电脑在显示屏上把图形和文字充分放大。而一般光学助视器在放大倍数和其他性能方面均难以满足患者的要求。

十二、血液循环障碍引起的视网膜病变

(一)视网膜中央动脉阻塞

视网膜中央动脉阻塞是一种严重的眼病,突然发生无痛性视力丧失。在灵长类动物,如果视力不能在90～100分钟之内恢复,视网膜细胞将受到永久性损害。在人类,这个情况比较复杂,取决于视网膜血管的解剖。在10%的人中,有为部分黄斑中心凹提供血液的睫状视网膜动脉。在发生视网膜中央动脉阻塞后,其中10%的人视力可恢复到0.4,其他90%的人只能恢复到数指或手动。

视网膜中央动脉阻塞的发病率为每年每10万人中有0.85人,10年累积发病率为1.5%。大多数患者年龄超过60岁,平均发病年龄为70岁。有很少的病例发生在30岁以下。男性比女性略多。双眼的发病机会相同,双眼都发病的占1%～2%。它是老年人失明的主要原因之一。

有可见视网膜动脉栓子的患者,不管是否有阻塞存在,超过9年,患者的死亡率为56%;而没有视网膜动脉栓子的相同年龄的人群,死亡率只有27%。

有视网膜中央动脉阻塞的患者,得病后的平均寿命为

5.5 岁;而没有视网膜中央动脉阻塞的相同年龄的人则为 15.4 岁。

有视网膜动脉阻塞的患者,吸烟和有心血管疾病将增加脑卒中的发病率。

1. 病因 视网膜中央动脉阻塞的发病原因,在很大程度上取决于患者的年龄。仔细对病因进行分析,对于弄清楚急性视力丧失的原因是非常必要的。常见病因如下。

(1)栓塞:栓塞通常由胆固醇引起,钙化物、细菌,静脉注射毒品的滑石粉也可引起。与其他病因相比,栓塞引起的视力丧失比较严重,发病率和死亡率也较高。对于小于 40 岁的患者,引起视网膜动脉阻塞的最常见原因是来自心脏的栓子。如果视力持续丧失前出现黑矇,可能是视网膜分支动脉阻塞或颞动脉炎,也可能是栓子引起的暂时性视网膜中央动脉阻塞。在 30 岁以下患者,最常见的引起视网膜动脉阻塞的原因是来自镰状细胞贫血或抗磷脂抗体的凝血病。

(2)动脉粥样硬化:45%的视网膜中央动脉阻塞的病例有颈动脉粥样硬化。40～60 岁的患者,动脉粥样硬化性疾病是发生视网膜中央动脉阻塞的主要原因。

(3)炎症性动脉内膜炎:仅 2%的病例由此类原因引起。对于老年患者,如果找不到其他原因,应该怀疑炎症性动脉内膜炎。如果不治疗,炎症性动脉内膜炎可能在数小时内影响对侧眼。

(4)偏头痛:是视网膜中央动脉阻塞的罕见原因,但是在 30 岁以下的患者中比较常见。

(5)有血栓形成倾向:有此倾向的人容易发生视网膜中

央动脉阻塞。

(6)颈总动脉夹层形成、颈动脉狭窄或严重低血压:可能使视网膜动脉压力低下,而导致视网膜中央动脉阻塞。

(7)青光眼引起眼压升高或有意识丧失:压力长期直接作用于眼球,也可引起视网膜中央动脉阻塞。

2. 危险因素

(1)高血压和糖尿病病史:高血压和糖尿病分别占视网膜中央动脉阻塞患者的 67% 和 25%。

(2)可能使患者有形成栓子倾向的任何疾病的病史:如心房纤维性颤动、心内膜炎、凝血性疾病、动脉粥样硬化性疾病等。

(3)手术史:手术时药物引起的昏迷或不适当的体位持续直接压迫眼球,可引起视网膜中央动脉阻塞。

3. 症状 突然(超过数秒钟)发生单眼无痛性视力丧失。94%病例的视力下降到数指(如果更差,说明眼动脉受到影响)。有 1%～2% 的患者双眼视力同时丧失(虽然双眼视力丧失的程度不一样)。可能有一过性黑蒙。

无痛性单眼视力丧失,是视网膜中央动脉阻塞的常见症状。视网膜中央动脉阻塞通常由视网膜动脉栓子引起。虽然栓子可以移动一定距离,到达视网膜动脉的分支,仅引起扇形视野缺损,但是视网膜动脉阻塞是眼科急症,延误治疗将导致永久性视力丧失。

全视野缺损为视网膜中央动脉阻塞的表现,扇形视野缺损为视网膜分支动脉阻塞的表现。视网膜分支动脉阻塞,如果仅有周边扇形视野缺损,患者可能感觉不到。

立即治疗能够增加视力恢复的机会，即便如此，预后也很不乐观，仅有 21%～35% 的患眼能够保留有用的视力。对于患者，虽然立即关注的是视力恢复问题，但是视网膜动脉阻塞往往是全身疾病的先兆，因此必须对可能存在的全身疾病进行检查和评估。

4. 诊断 视网膜中央动脉阻塞急性发作，根据临床症状和眼底检查发现即可以确诊。如果临床表现不典型，对于诊断有怀疑，荧光素血管造影和光学相干断层成像会有帮助。对视网膜中央动脉阻塞患者的检查包括以下几个方面。

（1）视力检查：确定视力丧失的程度，如无光感、手动、数指等。最初视力与视力预后密切相关。

（2）眼底检查：为了详细检查，需要散大瞳孔。

①后极部视网膜浅层混浊或变白，黄斑部出现樱桃红点为本病体征（图 63），可能在发病后数小时才出现。

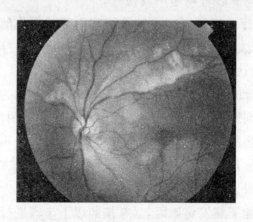

图63　视网膜中央动脉阻塞

187

②视网膜动脉变细,如线状;血柱呈串珠状,串珠不动或缓慢向前移动(图63)。

③眼底的典型发现在急性发作后数日到数周消退,有时留下苍白的视乳头,成为惟一的发现。

④视网膜中央动脉阻塞患者中的大约20%可观察到栓子。

(3)全身检查

①测量血压。

②血液检查,检查胆固醇和三酰甘油的水平及血沉。

③身体检查,包括检查心脏和颈动脉杂音,以及心血管疾病的其他体征。

④心电图。

⑤超声心动图。

⑥颈动脉多普勒超声波检查。

5. 治疗 视网膜中央动脉阻塞引起的损伤随着时间的推移,迅速发展为不可逆的视力丧失。理想的治疗窗口存在争议,一般认为是90～100分钟,也有人认为是105分钟。而实际治疗时间,通常在发病后24～48小时,因为患者不可能马上赶到医院。虽然至今尚无医生一致同意的治疗方法,但是在发病的极早阶段采取某些步骤,可以防止不可逆的视力丧失。从理论上讲,根据病因采用不同的治疗方法可以有不同的结果。然而,因为该病是眼科急症,在急诊的情况下几乎不可能了解发病原因,通常按照以下步骤进行处理。

(1)按摩眼球:按摩的目的是试图把梗塞的栓子移向血管末梢,仅仅在非常偶然的情况下才能奏效。按摩的方法是,患者闭上眼,医生直接压眼球5～15秒,然后松开,反复数次。压眼球增加眼压,引起反射性视网膜动脉扩张可达16%,停止压眼球,突然使眼压下降,使血流容积增加86%。

(2)前房穿刺:视力丧失在24小时内可做前房穿刺,早期穿刺增加视力恢复的机会。在裂隙灯下用结核菌素注射器加27号针头,从角膜缘刺入前房,抽出0.1～0.4毫升房水,可使眼压下降0.27千帕(2毫米汞柱)。眼压下降可使血管的灌注增加,有利于栓子向血管树的末端移动。也可在局部麻醉下,在角膜缘切开一个小口,放出少量房水,使眼压马上下降。效果不肯定。

(3)其他可以选择的治疗方法

①扩张血管,舌下含硝酸甘油或异山梨醇。这些药引起全身血管扩张,而对改善视力效果有限。

②碳合气(5%二氧化碳,95%氧气)治疗,二氧化碳能够扩张视网膜动脉,氧气增加对缺血组织的氧供给。

③如果视力丧失在4～6小时之内,血栓溶解剂可能有帮助。但是如果栓子是胆固醇、滑石粉或钙化物,可能不起作用。血栓溶解剂直接注射到眼动脉周围,以减少全身并发症。

④研究显示,口服己酮可可碱可改善视网膜灌注,但视力没有改善。

⑤最近的研究显示,局部注射尿激酶或在眼动脉邻近组织注射重组组织型纤溶酶原激活剂有很好的效果。但有另外的研究发现这种治疗有严重的不良反应而停止使用。因此,这些新的治疗方法仍然在酝酿和考虑中。

⑥另外一个比较有希望的方法是增强体外反搏（enhanced external counterpulsation，EECP）技术，这是一种非侵入性技术，研究显示能够缓解绞痛和改善运动耐量。在下肢绑气袋，在心脏舒张开始时充气，引起主动脉反向搏动和增加静脉回流。有研究指出，这个方法可能对缺血性疾病有作用，包括视网膜中央动脉阻塞。

⑦在症状出现后2～12小时，高压氧治疗可能有效。

⑧如果高度怀疑巨细胞动脉炎，需要作为眼科急症马上治疗，口服类固醇后再静脉注射类固醇。

6. 预后 除非上述的治疗有效，否则预后非常不好，结果是视网膜内层神经层萎缩和有用视力的丧失。仅有大约1/3的患者视力有一定程度改善。有研究报告说，有1%～8%的患者视网膜中央动脉阻塞可自行消退。

研究发现，有视网膜血栓患者的死亡率是没有血栓的人的3倍。所以，视网膜中央动脉阻塞的患者应该按照缺血性心脏病进行治疗。

7. 视网膜分支动脉阻塞 视网膜中央动脉的一个或多个分支阻塞，称为视网膜分支动脉阻塞。典型视网膜分支动脉阻塞影响颞侧视网膜血管（图64）。除非威胁到黄斑中心凹周围的血管，通常不需要进行眼部治疗。在视网膜动脉阻塞的病例中，视网膜中央动脉阻塞占57%，分支动脉阻塞占38%，视网膜睫状动脉阻塞占5%。

视网膜分支动脉阻塞表现为部分视力丧失，视野缺损通常为扇形，阻塞动脉的血液供给区的视网膜苍白。偶尔在动脉内可见栓子（胆固醇、纤维蛋白、钙化物等）。最终可围绕受累区域出现棉絮状渗出斑。

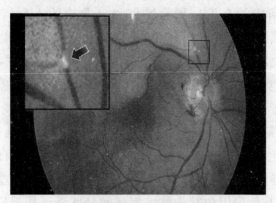

图64　视网膜分支动脉阻塞
箭头所指为栓子

　　视网膜分支动脉阻塞的预后比视网膜中央动脉阻塞好，通常可保留0.5以上的视力。在罕见情况下，阻塞的动脉可以再生。

（二）视网膜中央静脉阻塞

　　视网膜中央静脉发生阻塞，称为视网膜中央静脉阻塞。视网膜中央静脉阻塞和视网膜分支静脉阻塞在视网膜血管疾病中占第二位。

　　在美国最近发表的研究报告中，视网膜中央静脉阻塞的发病率为0.5%。以色列的一项4年期的关于视网膜中央静脉阻塞发病率的研究中，在40岁以上人群中，每1000人中有2.14例；在65岁人群中，每1000人中有5.36例。澳大利亚的一项研究显示,视网膜中央静脉阻塞的发病率从49~60 岁人群中的 0.7%,到超过 80 岁人群中的 4.6%。

我国患者发病年龄较小,有人统计 913 例(944 只眼)视网膜中央静脉阻塞病例,平均年龄 52.8±11.9 岁,男性占 48.5%,女性占 51.5%。常为单眼发病,左右眼无差别。双眼发病者占 3%~6.8%,且常先后发病,很少同时受累。

1. 病因　大多数病例的发病原因至今还不是很清楚,它常发生在有青光眼、高血压、动脉硬化和糖尿病的患者。视网膜静脉系统被血栓阻塞,是视网膜中央静脉阻塞的最常见原因,其他原因包括静脉壁疾病和静脉受到外部挤压。视网膜动脉和微动脉与它们相应的静脉有共同的外鞘,动脉变厚后挤压静脉,最后可导致静脉阻塞。

停滞血液的聚集伴有缺氧,导致血液成分的渗出,引起血液进一步停滞,如此反复,形成恶性循环。视网膜的缺血性损伤增加血管内皮生长因子的产生。这个过程反复进行,可导致新生血管形成和出血,甚至引起新生血管性青光眼。

视网膜中央静脉阻塞合并发生各种全身病理情况,虽然静脉阻塞的准确原因与它们之间的相互关系还没有完全弄清楚,但是与视网膜中央静脉阻塞合并发生的疾病确实存在。

(1)全身血管疾病,如高血压病、糖尿病、心血管病。

(2)血液病,如真性红细胞增多症、淋巴瘤、白血病。

(3)凝血性疾病,如活化蛋白 C 抵抗、红斑狼疮、抗心磷脂抗体,以及蛋白 C、蛋白 S、抗凝血酶Ⅲ异常。

(4)副蛋白血症和蛋白异常血症,如多发骨髓瘤、冷沉(淀)球蛋白血症。

(5)血管炎,如梅毒、结节病。

(6)自身免疫性疾病,如系统性红斑狼疮。

(7)妇女口服避孕药。

(8)阻塞性睡眠呼吸暂停,受其影响的视网膜中央静脉阻塞的患者比其他疾病要多,对该病的治疗有助于预防视网膜中央静脉阻塞。

(9)其他罕见疾病,如闭合性颅脑外伤、视乳头玻璃膜疣、视网膜动静脉畸形。

2. 症状

(1)早期出现的症状:①没有明显症状。②视力下降。③视力丧失可以是突然的,也可以是缓慢的,持续数日到数周。视力丧失的范围从中度到重度。患者在开始阶段可能有一过性视力模糊,后期发展为持续性视力丧失。④畏光。⑤患眼疼痛。⑥眼红。

(2)晚期出现的症状:①视力下降。②患眼疼痛。③患眼充血。④流泪。

3. 分型　一般来说,视网膜中央静脉阻塞可分为两种类型,即缺血型和非缺血型。有些患者可能表现为中间类型。根据最初的表现很难对患者进行分型,因为视网膜中央静脉阻塞随时间推移而不断变化。

(1)非缺血型视网膜中央静脉阻塞:是视网膜中央静脉阻塞中的较轻类型。表现为视力好,视网膜出血和棉絮状渗出点少,没有相对传入瞳孔反射异常,荧光造影显示视网膜毛细血管灌注好(图65 A)。非缺血型视网膜中央静脉阻塞可完全消退,保留良好视力,也可能发展为缺血型。

(2)缺血型视网膜中央静脉阻塞:是该病的较为严重的类型。视网膜中央静脉阻塞可以开始就表现为缺血型,也可由非缺血型发展而来。缺血型视网膜中央静脉阻塞通常表现为严重的视力丧失,广泛的视网膜出血和棉絮状渗出点,存在相对传入瞳孔反射异常,荧光造影显示视网膜毛细血管灌注不好,视网膜电流图的变化明显(图65 B)。患者最终发展为新生血管性青光眼,患眼疼痛。

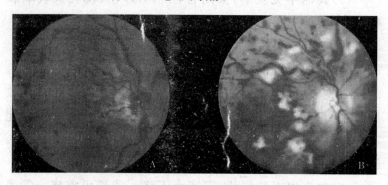

图65　视网膜中央静脉阻塞

A. 非缺血型;B. 缺血型

研究发现,在视网膜中央静脉阻塞的620个连续病例中,81%为非缺血型,19%为缺血型。

4. 诊断　患者需要做眼科全面检查,包括视力、瞳孔反射、眼前节和后节的裂隙灯检查、虹膜的不散瞳检查、前房角镜检查、眼底检查。检查时要注意以下各点。

(1)视力:裸眼和矫正视力都要检查。它是最后视力预后的重要指标。

(2)瞳孔反射:可能正常,也可能出现相对传入瞳孔反射异常。如果虹膜有异常血管,瞳孔可能没有反应。

(3)结膜:晚期阶段显示结膜充血和睫状充血。

(4)角膜:晚期阶段出现弥漫性角膜水肿,阻碍对眼内结构的观察。

(5)虹膜:可以正常,晚期可能有新生血管形成。这些血管在瞳孔不散大时容易被观察到。最初,新生血管出现在瞳孔缘的周围。

(6)前房角:用前房角镜检查前房角,最好在瞳孔没有散大之前检查。最初可能有新生血管形成,但房角开放;晚期出现全周边前粘连和房角关闭。

(7)眼底:用直接或间接检眼镜检查眼底,注意以下表现。

①视网膜出血,可出现在所有4个象限。出血可以在表层和(或)深层(图65A)。有些患者出血仅见于周边眼底。出血从中度到重度。

②非缺血型视网膜中央静脉阻塞表现为静脉扩张和迂曲,以及浅表出血(图65)。

③发病早期阶段出现视乳头水肿。

④棉絮状渗出点,比较常见于缺血型视网膜中央静脉阻塞。通常它们集中在后极部周围(图65B),可在2～4个月消退。

⑤视乳头或视乳头周围可出现细小的新生血管。新生血管形成反映严重视网膜缺血。

⑥新生血管可导致视网膜前或玻璃体出血。

⑦黄斑水肿,可伴有或不伴有渗出物。

⑧囊样黄斑水肿。

⑨板层或全层黄斑裂孔。

⑩视神经萎缩。

5. 药物治疗　目前对于治疗视网膜中央静脉阻塞,还没有有效的药物。重要的是发现和治疗全身疾病以减少视网膜中央静脉阻塞进一步发生并发症的可能性。因为视网膜中央静脉阻塞的确切发病机制尚不清楚,所以有不同论文作者提出各种药物和治疗方式,都认为自己的方法可以预防视力丧失和并发症。

(1)口服阿司匹林。

(2)使用抗炎症药物。

(3)用华法林(苄丙酮香豆素)、肝素和阿替普酶进行抗凝血治疗。

(4)纤维蛋白溶解剂治疗。

(5)全身类固醇治疗。

(6)阿替普酶玻璃体内注射进行局部抗凝血治疗。

(7)雷珠单抗(ranibizumab)、贝伐单抗(bevacizumab)、曲安西龙(氟羟强的松龙)玻璃体内注射。

(8)地塞米松植入玻璃体。

6. 手术治疗

(1)激光凝固术:用于治疗合并视网膜血管疾病(即糖尿病性视网膜病变、视网膜分支静脉阻塞等)的视网膜中央静脉阻塞。长期以来,全视网膜激光凝固术被用于治疗视网膜中央静脉阻塞的新生血管性并发症。

(2)脉络膜视网膜静脉吻合术:绕过视乳头的静脉阻塞点进行脉络膜和视网膜静脉吻合,对于非缺血型视网膜中央静脉阻塞有减少黄斑水肿和改善视力的作用。但是,手术成功率很低,并发症的发生率很高,包括玻璃体出血和在吻合点的新生血管形成等。

(3)放射状视神经切开术:视网膜中央动脉和静脉是在视乳头处通过狭窄的筛板进入眼球的。通过睫状体平坦部进行玻璃体切割术时,用微型玻璃体视网膜刀在视神经周围的巩膜做放射状切开,以期减少对视网膜静脉的压力。这仅仅是试验中的手术,效果不确定。

(4)玻璃体切割术:切除后部玻璃体有助于改善视网膜中央静脉阻塞引起的黄斑水肿。有一种理论认为,玻璃体切割术消除了对黄斑的拉扯,而使黄斑水肿减轻。另外一种理论认为,切除玻璃体的同时,也把细胞活素和血管内皮细胞生长因子切除,减轻了对黄斑水肿的刺激。然而到目前为止,并没有令人信服的证据证明玻璃体切割术是治疗视网膜中央静脉阻塞的最佳手术。

7. 并发症

(1)非缺血型视网膜中央静脉阻塞,长期失明的并发症非常罕见,主要并发症是慢性黄斑水肿,导致囊样黄斑水肿和永久性中央暗点,周边视野保持正常。大约12%的患眼在发生非缺血型视网膜中央静脉阻塞的18个月之内可转变为缺血型视网膜中央静脉阻塞。如果患非缺血型视网膜中央静脉阻塞的眼有睫状视网膜动脉,而又发生睫状视网膜动脉阻塞,可合并视野缺损和产生扇形视神经萎缩。

(2)缺血型视网膜中央静脉阻塞有很多严重并发症,最重要的是眼部新生血管形成。最可怕的是新生血管性青光眼,发生率约为 45%。其他并发症包括玻璃体出血、黄斑变性、视神经萎缩、增殖性视网膜炎和眼球萎缩。

8. 预后　少数患者随着时间的推移视力自行改善,多数患者视力恶化。最后的视力结果无法预料,一般来说,静脉阻塞越严重,视力自行改善的机会越少。

在非缺血型视网膜中央静脉阻塞的病例中,10%病变可完全消退,没有任何并发症,视力可保留在 0.1 以上。1/3的患者可发展为缺血型,通常在症状出现后 6～12 个月。

超过 90% 的缺血型视网膜中央静脉阻塞的病例,最后视力在 0.1 以下。前节新生血管形成伴有新生血管性青光眼发生在 60% 以上的病例,可发生在数周到数年之后。

有研究报告称,在 2 年内,对侧眼发生视网膜中央静脉阻塞的概率约为 7%。另外一个 4 年期的研究显示,在同一只眼,发生第二次静脉阻塞的占 2.5%,对侧眼发生静脉阻塞的占 11.9%。

大约 1/3 视网膜中央静脉阻塞的患者将发生新生血管性青光眼。为了早期发现和及时治疗,患者必须定期到眼科检查。这种青光眼早期没有明显的症状,只有通过检查才能发现。一旦早期发现,需要激光治疗。对于大多数病例,激光治疗能够预防青光眼的发生,但无助于视力的改善。

视网膜中央静脉阻塞以后可以发生新生血管性青光眼和第二次静脉阻塞,所以患者需要长时间随诊。

9. 预防 限制视网膜中央静脉阻塞患者的某些活动并无道理,如避免阅读、避免看电视等。但是,不管什么原因,有一只眼视力明显下降,患者的深度觉必然受到损害。为了安全起见,进行需要判断距离的活动时必须小心,如在机器旁操作、爬梯子和脚手架、打铁、传递热的液体、开汽车等。

Eye Disease Case-Control Study Group 的研究报告称,男性增加身体的活动水平和增加酒类消费水平可以减少发生视网膜中央静脉阻塞的危险性。同一研究组发现,妇女绝经后使用雌激素可减少发生视网膜中央静脉阻塞的危险性。而有较高的红细胞沉降率,则增加发生视网膜中央静脉阻塞的危险性。

10. 视网膜分支静脉阻塞 视网膜分支静脉阻塞是指视网膜小的分支静脉的阻塞。视网膜损伤的范围和视力下降的程度,取决于被阻塞静脉的大小和位置。如果阻塞发生在周边视网膜,患者很难注意到。但是,如果发生在黄斑部或接近黄斑,将引起黄斑水肿,视力明显下降,甚至完全丧失。

并不是所有视网膜分支静脉阻塞都引起视力丧失。如果视力一开始就下降,有一定程度恢复的机会,甚至在几个月后就可恢复到以前的水平。如果视力下降没有改善,对大多数病例来说,视力的损害并不严重。

对视力的最大威胁与视网膜中央静脉阻塞一样,是晚期的新生血管形成。在发生视网膜分支静脉阻塞后 1 个月或以上,视网膜开始出现新生血管。这些新生血管非常脆弱,容易出血。它们可以引起严重威胁视力的新生血管性青光眼。大约 1/5 的视网膜分支静脉阻塞的患者出现新生血管。发生原因和治疗方法与视网膜中央静脉阻塞基本上相同。

十三、全身疾病引起的视网膜病变

（一）高血压引起的视网膜病变

高血压性视网膜病变是由未控制的高血压引起的视网膜和视网膜血管的一种疾病。高血压使视网膜血管狭窄、漏出和缺氧，视力下降，视神经水肿，视网膜动脉阻塞和血管破裂。

高血压对视网膜血管的影响与对身体其他部分血管的影响一样。因此，视网膜病变可以作为全身血管损伤的指标，也可作为高血压控制不佳的症状。在全身血管中，只有视网膜血管可以用检眼镜直接观察。

恶性高血压的眼部变化非常明显，有视神经病变、脉络膜病变和视网膜病变。原发性高血压主要影响视网膜血管。因为高血压非常普遍，所以高血压性视网膜病变也十分常见。

有研究报告说，在没有糖尿病的人群中，高血压性视网膜病变的发生率从 0.8% 到 7.8%。发生率差别很大是由于评估方法、分类方法和对调查对象选择的不同。

1. 病因　引起高血压性视网膜病变主要是原发性高血

压,继发性高血压是次要的。原发性高血压是多基因疾病,受多种环境因素的影响。慢性高血压引起高血压性视网膜病变的动脉硬化性变化。当高血压持续一定时间,便出现血管痉挛。血管痉挛使微动脉普遍变细,微动脉管径的狭窄与舒张压升高密切相关。视网膜微动脉或视网膜中央动脉的压力增加,均引起微动脉的狭窄。局限性狭窄来自血管肌肉的局部痉挛。科学家推测,血管壁周围水肿或血管痉挛导致局部狭窄,而血管狭窄可通过纤维化而永久存在。

视网膜血管的正常光反射来自血柱和血管壁之间的界面。在检眼镜下,正常的小动脉壁是看不见的,能够看到的是红色的血柱和中央光反射。持续的血管收缩使血管壁变厚,光反射弥散和血柱模糊不清,小动脉出现铜丝样的外观。除反光改变之外,产生动脉和静脉交叉压迫征。在交叉处,视网膜动脉和静脉有共同的外膜鞘。随着前壁的增厚,如果静脉走在动脉后面,由于受到动脉压迫,出现锥形狭窄;如果走在动脉前面,则被动脉抬起。当鞘环绕血管壁时,出现银丝样改变。正常的动静脉比为2:3,高血压使这个比率下降。硬化的发展导致血管壁内皮的损伤和肌肉成分的坏死。这就导致血-视网膜屏障的破裂,引起渗出物漏出到视网膜。血管内纤维蛋白和血栓形成,引起血管腔的关闭,导致视网膜内的缺血性变化。这时就进入到所谓渗出相。伴随的脉络膜病变推动进一步的视网膜变化,最终进入高血压视网膜病变相。

2. 危险因素 原发性高血压的危险因素是高盐饮食、肥胖、吸烟、酗酒、家族史、紧张和种族背景。发生高血压性视网膜病变的主要危险因素是高血压持续的时间。恶性高血压的主要危险因素是血压升高的程度。

3. 症状和体征　高血压性视网膜病变在早期没有症状,眼底检查可发现视网膜动脉狭窄,动脉和静脉宽度的比例减小(图 66)。

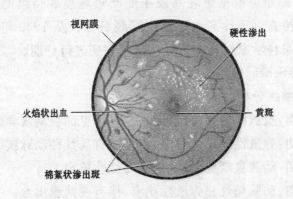

图 66　高血压性视网膜病变的视网膜临床表现

(1)慢性高血压,对血压控制不好,可引起以下变化。

①永久性视网膜动脉狭窄。

②出现动脉和静脉交叉压迫征(图 67)。

③动脉硬化,从中度血管壁的变化(铜丝样变化)到比较严重的血管壁变化(银丝样变化)。

一些患者将发生视网膜动脉阻塞。动脉硬化性狭窄是发生视网膜分支动脉阻塞的预测指标。

(2)严重的急性高血压,可出现以下变化。

①出现视网膜浅层火焰状出血(图 66)。

②出现白色浅表视网膜缺血型病灶(棉絮状渗出斑)(图66)。

③视网膜出现黄色硬性渗出(由血管漏出的脂肪在视网膜内的沉着)(图66)。

④视乳头水肿。

4. 诊断　根据患者高眼压的严重程度和持续时间,加上眼底检查可确诊高血压性视网膜病变。从 1939 年以来,有很多眼科学家对高血压性视网膜病变进行分期。

(1)Scheie 分类法(1953)

①系统分期

0 期:被诊断为高血压,但是没有可见的视网膜异常。

1 期:弥散性的动脉狭窄,但是没有局灶性动脉狭窄。

2 期:动脉狭窄更明显,伴有局灶性狭窄。

3 期:动脉局灶和弥散性狭窄,伴有视网膜出血。

4 期:视网膜水肿,出现硬性渗出物,视乳头水肿。

②根据小动脉硬化性变化引起的光反射的分期法(图67)

0 期:正常。

1 期:光反射加宽,伴有很轻的动脉静脉压迹。

2 期:光反射加宽,伴有比较明显的动脉静脉压迹。

3 期:动脉出现铜丝样外观,伴有更加明显的动脉静脉压迹。

4 期:动脉出现银丝样外观,伴有严重的动脉静脉压迹。

(2)改良的 Scheie 分类法

0 期:没有变化。

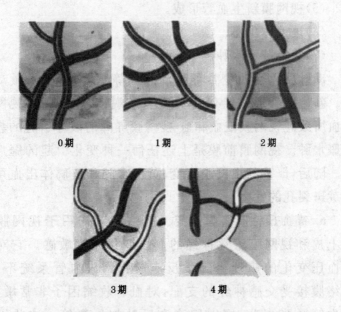

0期　　　　　　1期　　　　　　2期

3期　　　　　　4期

图 67　根据小动脉变化的高血压性视网膜病变分期示意图

1 期:仅发现动脉狭窄。

2 期:明显动脉狭窄,伴有局部不规则。

3 期:2 期加上视网膜出血和(或)渗出物。

4 期:3 期加上视乳头水肿。

5. 并发症　　与高血压性视网膜病变有关的并发症如下。

(1)视网膜中央或分支动脉阻塞。

(2)视网膜中央或分支静脉阻塞。

(3)微动脉瘤。

(4)视网膜前膜。

期的血管硬化。缺血的视网膜色素上皮水肿,血-视网膜屏障被扰乱,使液体从脉络膜漏出到视网膜上腔,形成浆液性脱离。这种脱离在血压被控制以后可迅速消退。

7. 高血压性视神经病变　在恶性高血压的病例,早期变化之一是视乳头水肿。高血压性视乳头病变的临床表现为:①视乳头水肿。②视乳头苍白。③视乳头缺血。

高血压视乳头的临床表现与其他原因引起的视乳头水肿很难区分,如颅内压升高引起的视乳头水肿。视乳头水肿的发生机制存在争议。有人认为,水肿是轴浆流成分的聚集,也有人认为视乳头轴突水肿是继发于缺血。缺血的产生与视乳头周围的脉络膜和视乳头的血管收缩有关。在高血压性脉络膜病变中,可见血管收缩和堵塞,导致视乳头的缺血性变化,因为它接受的大部分血液来自视乳头周围的脉络膜血管。

8. 治疗　对于高血压的治疗是内科问题,具体方法不在本节讨论范围。治疗的主要目的是降低患者的高血压,以预防、限制、逆转目标器官的变化。在逆转视网膜改变方面,抗高血压治疗起主要作用。眼部变化在早期容易被观察到,因此,常规眼科检查非常重要。

慢性高血压性视网膜病变本身几乎不引起明显的视力下降。对全身高血压的治疗能够暂停视网膜病变的发展,但是小动脉狭窄和动脉静脉交叉处的压迹通常是永久性的。

对于恶性高血压性视网膜病变、脉络膜病变、视神经病变的治疗,是把血压降低到对周边器官的损伤减少到最低水平。血压的实际水平并不是非常重要,关键是在这种水平下是否能够阻止对周边器官的损害。对于高血压患者,维持定量向组织供给血流的自动调整机制升高到较高的水平,使患者对高血压有较高的耐受性。如果血压被降低到调整范围之下,可能阻碍对生命器官进行足够的血液供给。因此,血压下降必须采取缓慢、预期和可控的方式,防止周边器官受到损害。血压下降太快会引起视乳头、脑和其他器官缺血,导致永久性损伤。

9. 患者注意事项

(1)常规进行眼部检查。

(2)戒烟。

(3)避免吸二手烟。

(4)不饮酒或适当饮红酒。

(5)避免喝咖啡和浓茶。

(6)吃有益于心脏的饮食,如低胆固醇、低脂肪、低盐的食物。

(7)避免紧张。

(8)适当运动。

(9)超重要减肥。

(10)学会自己测量血压。

(11)每天记录血压。

(12)根据医生的处方按时服药。

(13)学习和了解高血压性视网膜病变的知识。

(14)补充复合维生素 B。

10. 患者就医的指征

(1)重复测量血压,均超过 18.62/11.97 千帕(140/90 毫米汞柱)。

(2)重复测量血压,读数比平常高 20 毫米汞柱。

(3)胸痛。

(4)意识模糊。

(5)呼吸困难。

(6)说话困难。

(7)站立不稳,平衡困难。

(8)腿肿。

(9)视力下降。

(10)严重头痛。

(11)一只手臂或腿突然麻木。

(12)一只手臂或腿突然感到无力。

(13)感到一侧面部无力。

11. 预防　预防高血压性视网膜病变的主要方法是定期监测血压的变化和及时有效地治疗高血压。健康饮食和适当的运动有助于控制血压。

(二)糖尿病性视网膜病变

糖尿病性视网膜病变是最常见的糖尿病性眼病,是老年人失明的主要原因之一。它由视网膜血管的变化所引起,视网膜血管膨胀和漏出液体或新生血管长入视网膜表面。

在糖尿病性视网膜病变的早期阶段,患者可能没有注意到视力的变化。但是随着时间推移,糖尿病性视网膜病变将引起视力丧失。该病影响双眼。

糖尿病是全世界主要的医学问题之一。它引起的一系列全身并发症,不仅影响个人,而且影响全社会,因为患者大多数是处于工作年龄段的人。全世界糖尿病的发病率在不断增加,在发展中国家尤为严重。糖尿病的发病率增加涉及饮食习惯、高脂肪的摄入、不爱活动的生活方式等。

在美国,糖尿病性视网膜病变是 25～74 岁人群失明的主要原因。美国大约有增殖性糖尿病性视网膜病变患者 70 万,每年增加 6.5 万。对于美国糖尿病发病率的最新估计,在 40 岁和 40 岁以上的人群中为 28.5%。

在 1 600 万患糖尿病的美国人中,50% 的人不知道自己有糖尿病。在知道自己有糖尿病的人中,只有 50% 接受适当的眼部治疗。因此,在 25～74 岁的美国人中,糖尿病性视网膜病变是新失明的主要原因。

西安医学院第一附属医院眼科裴言明对糖尿病性视网膜病变的统计分析指出,在住院治疗糖尿病的 237 名患者中,38 人有糖尿病性视网膜病变,占 16.03%。50～59 岁发病率高达 24%。女性多于男性。

随着年龄和患病时间的增长,发生糖尿病性视网膜病变的危险也在增加,发生糖尿病性黄斑水肿和增殖性糖尿病性视网膜病变的危险也在增加。

1. 病因 糖尿病引起视网膜病变的确切机制目前尚不清楚,但是已经有若干理论用以解释该病的典型发病过程。

(1)生长激素:在糖尿病性视网膜病变的发生和发展过程中,生长激素发挥重要作用。在患有垂体产后出血性坏死(希恩综合征)的妇女,糖尿病性视网膜病变的发展过程出现可逆性。在 20 世纪 50 年代,曾用垂体切除术预防和治疗糖尿病性视网膜病变。这种技术已经被放弃,因为它引起的并发症多,并且后来发现激光治疗的效果更好。

(2)血小板和血液黏度:糖尿病患者有各种血液学异常,如红细胞聚集增加、红细胞变形能力下降、血小板凝聚力和黏附力增加,使患者易于发生血液循环不良、内皮损伤、局部毛细血管闭塞等。这些变化导致视网膜缺血,引起糖尿病性视网膜病变的发生。

(3)醛醣还原酶和血管增殖因子:糖尿病患者胰岛素水平和活力下降,导致体内葡萄糖代谢异常。血液葡萄糖水平的增加,对视网膜毛细血管的构造和生理产生影响,使其发生功能上和解剖上的异常。血液葡萄糖的水平持续增加,分流过多的葡萄糖进入一些组织的醛醣还原酶途径,在这里把糖转化为乙醇(即葡萄糖转化为山梨醇,半乳糖转化为己六醇)。视网膜毛细血管周细胞(intramural pericyte)受到山梨醇水平增加的影响,最终导致它的主要功能(即视网膜毛细血管的自身调节功能)丧失。这样,微动脉瘤就成为糖尿病性视网膜病变最早的可发现的体征。微动脉瘤破裂引起视网膜出血,包括视网膜浅层火焰状出血或深层点状出血。

(4)黄斑水肿:黄斑水肿是非增殖性糖尿病性视网膜病变患者视力丧失的最常见原因。它不仅可以发生在非增殖性糖尿病性视网膜病变,也可发生在增殖性糖尿病性视网膜病变。解释发生黄斑水肿的另外一种理论聚焦在过多葡萄糖分流造成甘油二酯水平的增加方面,认为激活蛋白激酶C,该酶作用于视网膜血管动力学,特别是渗透性和流动性,导致液体的漏出和视网膜变厚。

(5)缺氧:随着疾病的发展,最终发生视网膜毛细血管闭合,导致缺氧。神经纤维的梗死导致棉絮状渗出点的形成,合并轴浆流的停滞。更广泛的视网膜缺氧触发眼的代偿机制,目的是对组织提供足够的氧。代偿的结果导致各种异常的发生。

(6)新生血管形成:血管新生是指从已经存在的毛细血管,通过内皮细胞增殖和迁移,最后以芽生或非芽生的方式扩展出更多的血管网。视网膜缺血的进一步增加触发血管增殖因子的产生,该因子刺激新的血管的形成。

(7)视力下降:糖尿病性视网膜病变造成的血管损伤,通过两个途径引起视力下降:①糖尿病性视网膜病变发展到第四期,即增殖性视网膜病变期,脆弱和异常的新生血管破裂,血液漏到眼球中央,引起视力下降。②液体漏到黄斑区,使黄斑水肿,引起视力下降。它可发生在糖尿病性视网膜病变的任何阶段,虽然它出现的机会随疾病的发展而增加。大约50%增殖性视网膜病变的患者有黄斑水肿。

2. 危险因素

(1)患糖尿病的时间:1型糖尿病患者在被确诊后头5年,没有明显的视网膜病变;10~15年后,25%~50%的患者显示有某种程度的视网膜病变;15年后发病率增加到

75％～95％;30 年后增加到 100％。2 型糖尿病患者,糖尿病性视网膜病变的发病率随病期的延长而增加。非增殖性糖尿病性视网膜病变的发病率,患病 11～13 年后为 23％,14～16 年后为 41％,16 年后为 60％。

(2)高血压和高血脂:高血压与糖尿病性视网膜病变之间有密切的相关性。高血压可使糖尿病复杂化,高血压性视网膜病变叠加到已经存在的糖尿病性视网膜病变上,进一步危害视网膜的血流。适当地治疗高血脂可使视网膜血管漏出和硬性渗出减少。

3. 症状　糖尿病性视网膜病变的患者常常不知道自己患病,事实上,在早期阶段没有任何症状。随着疾病的发展,出现以下症状。

(1)眼前出现点状或线状黑色漂浮物。

(2)视力模糊。

(3)视力波动。

(4)视力下降。

(5)色觉下降。

糖尿病性视网膜病变通常影响双眼。黄斑水肿出现时,视力下降。新生血管长到视网膜表面,可能出现渗漏,血液流到眼内阻挡视力,使视力下降。

4. 诊断　为了发现和诊断糖尿病性视网膜病变和黄斑水肿,需做眼科全面检查。

(1)视力检查:用远视力表和近视力表检查视力。

(2)散瞳眼底检查:用散瞳剂点眼,扩大瞳孔,以便医生能够仔细检查眼底。医生使用直接或间接检眼镜观察视网膜和视神经损伤的情况和其他眼底问题。检查后,视力模糊可能持续数小时。视网膜检查可能发现该病如下体征。

①微动脉瘤。糖尿病性视网膜病变的早期体征是出现微动脉瘤。表现为视网膜表层的小的红色圆点,微动脉瘤内腔聚集有纤维蛋白和红细胞。微动脉瘤破裂产生火焰状出血。

②点状出血斑。深层视网膜(如内核层和外丛状层)的微动脉瘤破裂,产生点状出血斑。如果出血斑很小,外观则类似微动脉瘤,需要用荧光素血管造影对两者进行区别。

③火焰状出血斑。火焰状出血斑是比较浅表的神经纤维层的裂片形出血。

④视网膜水肿和硬性渗出斑。血-视网膜屏障被破坏,引起视网膜水肿和硬性渗出斑。硬性渗出斑由从血管中漏出的血清蛋白、脂类和蛋白质组成。

⑤棉絮状渗出斑。毛细血管前小动脉阻塞和神经纤维层坏死形成棉絮状渗出斑。在荧光素血管造影下,不出现毛细血管灌注。棉絮状渗出斑常被发现在微动脉瘤和高渗透性血管的边缘。

⑥静脉袢和串珠样静脉。静脉袢和串珠样静脉常出现在荧光素血管造影非灌注区的邻近区,反映视网膜缺血的加重。它们的出现预示将要发展到增殖性糖尿病性视网膜病变的阶段。

⑦视网膜内毛细血管异常。视网膜内毛细血管异常是没有增殖性变化的毛细血管床的变化。在荧光素血管造影下,这些血管没有漏出,通常被发现在非灌注视网膜的

边缘。

⑧黄斑水肿。黄斑水肿是糖尿病患者视力丧失的主要原因。

(3)测量眼压:在用表面麻醉剂点眼后,用眼压计测量眼压。

(4)荧光素血管造影:如果医生认为需要治疗黄斑水肿,则需要进行该项检查。先散大瞳孔,对眼底照相,然后从患者手臂的静脉注入荧光素。在荧光素通过视网膜血管时,对眼底进行连续照相。医生观察这些照片,判断视网膜血管闭塞、破裂或漏出,而后选择适当的治疗方法。

(5)光学相干断层成像(OCT):提供视网膜的横断面影像,显示出视网膜的厚度,有助于发现液体渗漏到视网膜的哪些组织。OCT 检查还可用于检测治疗的效果。

(6)B超扫描:玻璃体出血妨碍对眼底的直接检查,可使用 B 超扫描检查,评估视网膜的情况。

5. 分型 糖尿病性视网膜病变有两种类型,即非增殖性和增殖性。

(1)非增殖性糖尿病性视网膜病变

①轻度。指糖尿病产生的生理和解剖上的影响使视网膜发生的早期变化。至少发现一个微动脉瘤,方可诊断。在向比较晚期发展的过程中,视网膜血管缺血逐步加重。

②中度。随着疾病的发展,为视网膜提供营养的某些血管堵塞。表现为视网膜出血,出现微动脉瘤和硬性渗出斑。软性渗出斑、串珠样静脉、视网膜内毛细血管异常等均比重度糖尿病性视网膜病变少见。

③重度。更多的血管堵塞,视网膜的若干区域血液供给受到影响。这些区域的视网膜向身体发出信号,为了增加营养,生长出新的血管。重度糖尿病性视网膜病变的特征是视网膜4个象限都有出血和微动脉瘤,至少2个象限有串珠样静脉,至少1个象限有视网膜内毛细血管异常(图68A)。

(2)增殖性糖尿病性视网膜病变:到了晚期,视网膜发出更强烈的需要加强营养的信号,触发新生血管的生长,这种情况被称为增殖性视网膜病变。新生血管异常脆弱,沿视网膜和玻璃体表面生长。新生血管本身并不引起症状和视力下降,但是它们通过漏出血液使视力下降,甚至失明。异常新生血管形成是增殖性糖尿病性视网膜病变的最大特点和标志(图68B)。它最常被发现在视乳头附近和主要视网膜血管的3个视乳头直径的范围内。新生血管形成可导致视网膜出血。视网膜前出血在视网膜与后玻璃体面之间的潜在空间内。随着在此空间内血液的聚集的增加,可表现为小船的形状。出血进入玻璃体腔,出现弥散性混浊或血液凝结的团块。在玻璃体腔,纤维血管组织常常被发现合并新生血管复合体或出现无血管区。在血管已经退化的情况下,视乳头内及其周围出现广泛的纤维血管增殖。

6. 并发症 糖尿病性视网膜病变涉及视网膜异常血管的生长,其并发症导致严重的视力问题。

(1)玻璃体出血:新生血管出血可流入到玻璃体腔,如果血量少,患者眼前出现少量漂浮物。在比较严重的病例,血液充满玻璃体腔,完全阻断患者的视线。玻璃体出血本身并

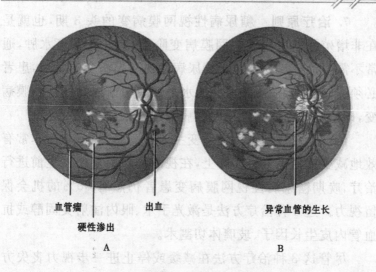

血管瘤　　　　　　出血　　　　　　　　　异常血管的生长

硬性渗出

A　　　　　　　　　　　　　　　B

图 68　糖尿病性视网膜病变

A. 非增殖性糖尿病性视网膜病变；B. 增殖性糖尿病性视网膜病变

不会造成永久性的视力丧失，出血通常在数周或数月内被吸收。除非视网膜受损伤，否则视力可恢复到出血之前的水平。

（2）视网膜脱离：伴随糖尿病性视网膜病变的异常血管的刺激，瘢痕组织增生，牵拉视网膜，使其脱离。此时，患者感觉到眼前出现漂浮物和闪光感，有帷幕样阴影遮挡视野，甚至失明。

（3）青光眼：新生血管生长到前房角，堵塞房水排出通道，引起眼压升高。高眼压损害视神经，导致青光眼的发生。

（4）失明：最终，糖尿病性视网膜病变、青光眼，或两者共同作用，导致完全失明。

7. 治疗原则　糖尿病性视网膜病变的头 3 期,也就是在非增殖性糖尿病性视网膜病变阶段,除非有黄斑水肿,通常不需要治疗。为了防止糖尿病性视网膜病变的发展,患者必须控制血糖、血压和血脂的水平。晚期糖尿病性视网膜病变,即增殖性糖尿病性视网膜病变,需要适当的手术治疗。

治疗糖尿病性视网膜病变主要有 3 种方法,均能非常有效地减少视力丧失。实际上,在视网膜严重损伤发生前进行治疗,晚期糖尿病性视网膜病变患者仍然有 90% 的机会保留视力。这 3 种治疗方法是激光手术、眼内注射类固醇或抗血管内皮生长因子、玻璃体切割术。

尽管这 3 种治疗方法在减缓或停止进一步视力丧失方面相当成功,但是并不能治愈糖尿病性视网膜病变。用激光治疗要十分小心,因为治疗本身就可以引起视网膜组织的丧失。它常常与注射类固醇或抗血管内皮生长因子相配合。在某些病例可使视力明显改善,特别是有黄斑水肿的病例。

8. 药物治疗　治疗糖尿病和糖尿病性视网膜病变的理想目标是控制和维持糖化血红蛋白的水平在 6%～7% 的范围之内。如果能够维持这个水平,确能明显减缓糖尿病性视网膜病变的发展。

(1)控制血糖:研究证明,对于 1 型糖尿病患者,加强血糖的控制可以减少糖尿病性视网膜病变的发生和发展。虽然对于 2 型糖尿病患者没有类似的试验研究,但根据逻辑推理,治疗原则应该是一样的。美国糖尿病学会建议,所有糖尿病患者,为了预防和减少糖尿病的长期并发症,包括糖尿病性视网膜病变,力求维持糖化血红蛋白的水平在 7%以下。

(2)阿司匹林治疗:早期治疗研究发现,每天服 650 毫克阿司匹林在预防糖尿病性视网膜病变上没有任何好处。另外发现,因为心脏疾病或其他疾病服用阿司匹林的患者,在玻璃体出血的发生率上,阿司匹林没有任何影响。

(3)透明质酸酶治疗:临床研究发现,静脉注射透明质酸酶是安全的,对于清除严重玻璃体出血有中度作用。在这些研究中,70%的研究对象有糖尿病,最常见的玻璃体出血的原因是增殖性糖尿病性视网膜病变。

将透明质酸酶注射到玻璃体腔,可减轻糖尿病性视网膜病变引起的黄斑水肿,使视力增加。透明质酸酶的作用是暂时的,可持续 3 个月,为了维持它的作用,需要重复注射。在做过白内障手术的眼,玻璃体内注射透明质酸酶有最好效果。透明质酸酶玻璃体内注射的并发症有白内障、类固醇诱导的青光眼和眼内炎。

(4)贝伐单抗(bevacizumab)治疗:该药已经被用于治疗玻璃体出血。此外,该药还被用于治疗视神经和视网膜新生血管形成,以及虹膜红变。

(5)抗血管内皮生长因子(anti-VEGF)治疗:最近的研究发现,多次抗血管内皮生长因子的玻璃体腔内注射有非常好的效果。目前,对糖尿病性黄斑水肿的推荐治疗方法是激光光凝术合并多次抗血管内皮生长因子玻璃体注射。

9. 手术治疗

(1)病灶激光治疗(focal laser treatment):这种激光治

疗称为光凝固术,能够阻止或延缓眼内血液和液体的漏出。通常在门诊进行,一次完成。手术时,用激光束将异常血管的漏出点凝固。手术后视力模糊1天左右。有时候,患者感觉视野中出现小黑点,可能与激光治疗有关,但在数周内消失。手术前如果因为黄斑水肿影响视力,手术后视力不能恢复到正常。但是在某些病例,视力有所改善(图69中的病灶治疗)。

(2)广泛激光治疗(scatter laser treatment):也称为全视网膜光凝固术,用以治疗增殖性糖尿病性视网膜病变。目的是在视网膜上建立1 600~2 000个烧灼点,使异常血管收缩和结疤,以减少视网膜对氧的需求。对于晚期糖尿病性视网膜病变,烧灼点被用于破坏视网膜上的异常血管。研究证明,这种手术将减少严重视力丧失的危险达50%。手术可在门诊进行,通常分2次或2次以上实施。手术后视力模糊1天左右。手术后可能损失周边视力和夜间视力(图69中的广泛治疗)。

(3)格栏激光治疗(grid laser treatment):激光治疗的范围介于上述两种治疗之间,用于治疗弥漫性漏出引起的黄斑水肿(图69中的格栏治疗)。

(4)玻璃体切割术:在激光手术之外,有些患者需要玻璃体切割术以恢复视力。该手术主要用于玻璃体内有大量出血的患者。手术清除玻璃体内的出血和瘢痕组织,然后用生理盐水代替切除的玻璃体。研究显示,为了保护视力,玻璃体大量出血后,立即手术比延期手术的效果要好。对于1型糖尿病患者,早期手术特别有效。

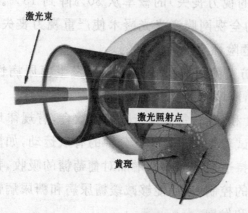

激光束

激光照射点

黄斑

糖尿病性视网膜病变

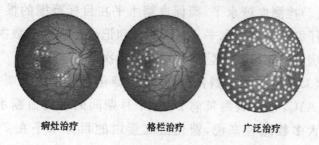

病灶治疗　　　　格栏治疗　　　　广泛治疗

图 69　激光治疗糖尿病性视网膜病变示意图

手术常常可延缓或停止糖尿病性视网膜病变的发展,但不能治愈。因为糖尿病是终身疾病,进一步发生视网膜损伤和视力丧失仍然是可能的。在糖尿病性视网膜病变治疗后,仍然需要常规眼科检查。在某种情况下,可能需要附加的治疗。

10. 预后　糖尿病性视网膜病变的治疗花费巨大。3 年期治疗研究显示,黄斑水肿的激光手术使中等视力丧失(视力表上 2 行的视力丧失)的概率从 30％降到 15％。研究还发现,充分的全视网膜激光光凝术使严重视力丧失(视力小于 0.02)的危险性至少降低 50％。

11. 预防 糖尿病患者为了减少发生糖尿病性视网膜病变的危险,应该做到以下各项要求。

(1)饮食和运动:每天坚持吃健康饮食,有规律地进行适当的运动。试着每周进行 150 分钟的有氧运动,如散步。运动有助于维持适当的体重和增加对葡萄糖的吸收,帮助患者改善对血糖的控制,进而能够减缓糖尿病和糖尿病性视网膜病变的发生和发展。

(2)检测血糖水平:确保血糖水平在目标范围的惟一方法是仔细检测血糖水平。每天测量和记录血糖水平数次,如果患病或情绪波动、紧张,则增加测量次数。

(3)到医院测量糖化血红蛋白:糖化血红蛋白又叫血红蛋白 A1C,它反映测量前 2～3 个月期间的平均血糖水平。对于大多数患者来说,糖化血红蛋白的目标水平在 7％以下。如果达到目标水平,可每年检查 2 次。如果糖化血红蛋白高于目标水平,需要增加检查的次数。糖尿病患者一定要记住,为了延缓糖尿病性视网膜病变的发展和减少对手术的需要,应该尽可能地把血糖降低到正常水平。

(4)控制血压和血脂:高血压和高血脂增加视力丧失的危险。健康饮食,有规律的适当运动会有所帮助。必要时使用药物。

(5)戒烟:吸烟增加发生各种糖尿病并发症的危险。糖尿病患者一定要戒烟。

（6）注意视力变化：糖尿病患者如果突然感到视力有变化或视力模糊，眼前有漂浮物，应立即到眼科检查。每年散大瞳孔进行眼底检查是糖尿病治疗计划的重要部分。糖尿病并不一定导致视力丧失，积极治疗糖尿病能够预防并发症的发生。

十四、视神经疾病

(一)前部缺血性视神经病变

对视网膜神经节细胞轴突和其周围的神经胶质组织供应的血液低于临界值,会导致缺血性视神经病变的发生。缺血性视神经病变是 50 岁以上患者常见的视神经疾病,90%的病例年龄在 60 岁以上。早期诊断,发现各种危险因素,及时治疗和随诊对于缺血性视神经病变患者非常重要。

前部缺血性视神经病变的发病率,非动脉炎型每 10 万人中有 2.3～10.3 例;动脉炎型每 10 万人中有 0.36 例。在动脉炎型组,女性较多,并且随年龄的增长而明显增加。

非动脉炎型缺血性视神经病变少有合并威胁生命的情况,但是常常合并其他血管疾病(高血压病占 46.9%,糖尿病占 23.9%,心肌梗死占 11%)。相比之下,动脉炎型合并比较严重的情况,主要是巨细胞动脉炎,影响体内很多的器官,死亡率明显高于正常人。

双眼视力丧失多见于动脉炎型,约占早期病例中的 50%。而在非动脉炎型,双眼视力丧失仅发生在 12%～19%的病例。

前部缺血性视神经病变的两种类型均可发生对侧眼的

视力丧失。视力进行性发展比较少见,通常稳定在数日之内。

1. 分型　视神经病变主要分为前部和后部两种。

(1)前部缺血性视神经病变:供给视乳头的后睫状动脉的血流被中断,导致严重视力丧失,视野缺损。表现为视乳头苍白和肿胀,伴有视乳头周边出血。

根据病原学和病理学,前部缺血性视神经病变可分为两型:①动脉炎型。继发于血管的炎症,主要是巨细胞动脉炎(颞动脉炎)。②非动脉炎型。继发于血管的阻塞性疾病或非炎症性疾病。

动脉炎型比较少见,约占25%。其余为非动脉炎型。

(2)后部缺血性视神经病变:为不常见的神经病变,视乳头没有水肿,异常发生在眼球和视交叉之间。表现为视野缺损,有时候伴有视力下降。诊断在很大程度取决于对其他疾病的排除,主要排除的是脑卒中和脑肿瘤。供给神经的小的软脑膜血管的血流减少,结缔组织疾病、糖尿病、外伤,以及对眼眶的放射治疗都被认为是发病原因。

2. 病因　视神经缺血导致缺血性视神经病变。缺血减少了氧和营养的供应。缺乏足够的氧和营养,神经就不能正常工作,最终死亡。对视神经的血液供给被中断,视神经发生缺血,继而视力丧失。视神经前部(即视乳头)的血液供给主要靠后睫状动脉。对视神经后部的血液供应有很多不同的来源,不由后睫状动脉供应。

前部缺血性视神经病变的确切发病原因至今尚未确定。对于非动脉炎型,动脉粥样硬化被假定为发病的基础,它影响视乳头的血液循环。对于动脉炎型,缺血的基础是一致的,即涉及大多数眼眶内血管的巨细胞动脉炎,包括视网膜中央动脉和后睫状动脉。

有文献将前部缺血性视神经病变的原因和并发症归纳如下。

(1)血管性疾病:巨细胞动脉炎,结节性多动脉炎,系统性红斑狼疮,血栓闭塞性脉管炎,变态反应性脉管炎,接种灭活乙脑疫苗后,梅毒,放射性坏死。

(2)全身血管性疾病:高血压病,动脉粥样硬化,糖尿病,偏头痛,无脉症,颈动脉阻塞性疾病。

(3)出血性疾病:真性红细胞增多症,镰状细胞贫血,急性低血压(晕厥),葡萄糖-6-磷酸脱氢酶缺乏症。

(4)眼部疾病:后发性白内障(可能),低眼压性青光眼。

3. 危险因素 所有能够提供的证据显示,非动脉炎型前部缺血性视神经病变有各种危险因素,分成两大类,分别介绍如下。

(1)诱发因素:有这些危险因素的人容易发生非动脉炎型缺血性视神经病变。

①全身危险因素。包括高血压病,夜间低血压症,糖尿病,缺血性心脏病,高脂血症,动脉粥样硬化,睡眠呼吸暂停,各种原因引起的低血压,恶性高血压,偏头痛。

②眼和视乳头危险因素。包括视乳头没有凹陷或凹陷很小,闭角型青光眼或其他原因引起的眼压升高,任何原因引起的明显视乳头水肿,后睫状动脉转折带的位置异常,视乳头玻璃膜疣,白内障摘除术,视乳头不健全。

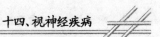

(2)突发因素：这种危险因素是患者早已存在的，最后出现损伤后，导致视乳头缺血和非动脉炎型缺血性视神经病变。夜间低血压是这些因素中最重要的因素。研究显示，非动脉炎型和部分动脉炎型缺血性视神经病变患者的常见主诉是，早上醒来时突然发现视力丧失。在非动脉炎型缺血性视神经病变患者中，有明确的在早晨或小睡之后，或者在一天中第一次用眼时发现视力丧失的病史。睡眠时血压下降是一种生理现象，但是受到很多因素影响，包括为治疗高血压而服用的各种降血压药，或者有其他心血管疾病。降血压药在睡觉前服用比在早晨服用产生较明显的夜间低血压。因此，降血压药一般都在早上服用。

4. 症状

(1)非动脉炎型前部缺血性视神经病变的患者中，至少90％视力丧失伴有疼痛。视力丧失在早上醒来时方注意到，可能由于夜间的低血压。非动脉炎型也可能发生在手术之后，如脊柱融合术。

(2)前部缺血性视神经病变常常有眼部之外的症状，如全身倦怠、头痛、头皮压痛和一触就痛的颞动脉炎、咀嚼时颌部疼痛、全身肌肉痛、肿胀等。

(3)动脉炎型前部缺血性视神经病变的早期症状，包括全身倦怠、体重下降、发热、模糊不清的腹部或胃部疼痛，以及食欲缺乏。

(4)动脉炎型前部缺血性视神经病变的晚期症状，常常出现在数年后，包括腹主动脉瘤的高发病率。

5. 诊断 根据病史、症状和检查发现即可诊断前部缺血性视神经病变。

（1）非动脉炎型：典型发现是在没有其他症状的情况下出现视力丧失和视野缺损。通常能够发现视乳头杯盘比较小。最初，视乳头肿胀和苍白，常常是弥散性的。在视乳头上方出现扇形视乳头水肿。视力丧失不及动脉炎型严重，但是也有报告说，出现没有光感的病例。

（2）动脉炎型：患者视乳头的典型改变是苍白和水肿。常见有多种缺血性血管疾病，如视网膜中央动脉阻塞、脉络膜梗死、眼前节缺血、眼外肌缺血引起复视等。颞动脉炎的症状非常突出。出现口腔、舌头，甚至头皮的溃疡，但是比较少见。

6. 治疗　很遗憾，目前尚没有经过证实的有效的治疗方法。以下是文献中提到的治疗方法。

（1）药物治疗：对于治疗有巨细胞动脉炎的患者，眼科医生和有风湿病专长的内科医生合作治疗前部缺血性视神经病变是很有帮助的。对血压和糖尿病进行控制在一般意义上讲是有帮助的，但是对恢复视力作用不大。

①对巨细胞动脉炎的类固醇治疗。泼尼松的开始剂量为每日 40～60 毫克，取决于患者的体征和疾病严重程度。持续 2～4 周后逐步减量。有些作者主张大剂量，在上述标准治疗后，每天静脉注射 1 克，持续数日。

②在类固醇治疗的后期阶段，加用抗代谢药物有时候有帮助，如甲氨蝶呤或环孢素。此时可以减少类固醇的剂量。

③有人提倡对非动脉炎型前部缺血性视神经病变也用类固醇治疗，但是目前没有研究资料支持它的使用。

（2）手术治疗：有人主张对前部缺血性视神经病变进行视神经开窗术，以减少视神经的压迫，但是没有资料证明它确实有效。

7. 预后 大多数前部缺血性视神经病变的患者有相对稳定的视力。最近的研究指出，40％的患者中心视力有某种程度的改善，视野缺损几乎没有改善，可能由于对侧眼视力正常，而没有注意到视野的改善。非常少的患者视力可能恶化，由于血压突然下降，或者因为某种原因引起供氧量的减少，比如吸烟。

前部缺血性视神经病变的患者有可能影响到对侧眼，但比较少见，大约有 20％的概率。可能算是一个好消息，在同一只眼发生第二次缺血性视神经病变的情况非常罕见。

（二）视神经萎缩

视神经萎缩是指视神经受到损害，导致视神经变性或破坏，是视神经遭受各种原因损害的最后结果。组成视神经的视网膜神经节细胞轴突的死亡形成视神经萎缩，在检眼镜下，视乳头出现苍白的外观（图70）。由于视神经将视网膜的信息传递到大脑，所以视神经萎缩必然伴随视力的丧失。

据 Tielsch 等的研究，视神经萎缩引起失明的发生率为 0.8％。Munoz 等报告说，视神经萎缩引起视力下降和失明的发生率分别为 0.04％和 0.12％。

我国夏群等关于住院患者的研究报告称，在 60～80 岁的老年病患者中，视神经萎缩占 2.02％～3.82％。

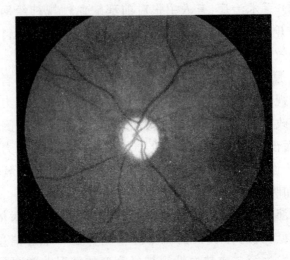

图 70　视神经萎缩

1. 病因　视神经萎缩的可能原因非常多,从外伤到全身疾病。

(1)视神经炎:视神经炎是视神经的炎症,可能伴有眼痛,在眼球转动时加重。比较常见于青年到中年的女性。一些视神经炎患者后来可发展为多发性硬化。

(2)Leber 遗传性视神经萎缩:该病发生在年轻男性,特点是单眼发生无痛性中心视力下降,持续数周。数周到数月后同样的过程发生在另外一只眼。开始视乳头可能只有轻微肿胀,但是最终的结果是视神经萎缩。视力丧失一般是永久性的。这种情况有遗传性。

(3)中毒性视神经病变:营养不良和中毒皆可合并有逐渐的视力丧失和视神经萎缩,或者突然的视力下降和视乳头水肿。最常见的中毒性视神经病变是烟-酒中毒性弱视。吸烟者暴露于烟草中的氰化物,饮酒影响对维生素 B_{12} 的吸收,两者是引起烟-酒中毒性弱视的主要原因。其他引起中毒性视神经病变的毒性物质有乙胺丁醇(一种抗结核药)、甲醇、乙二醇(防冻剂)、氰化物、铅和一氧化碳。某些药物也可引起中毒性视神经病变。营养缺乏性视神经病变由缺乏蛋白质、B族维生素和叶酸引起,伴随饥饿、吸收障碍或酒精中毒。

(4)青光眼:青光眼引起眼压升高,升高的眼压如果得不到控制,最终影响视神经。

(5)压缩性视神经病变:肿瘤或其他病变对视神经压迫所致。

(6)视网膜色素病变:是一种遗传性眼病。

(7)梅毒:如果不治疗,梅毒可导致视神经萎缩。

2. 症状和体征 视神经萎缩主要症状是视力丧失。其他症状都是在引起视神经损害的过程中出现的,如闭角型青光眼引起的剧烈疼痛。

视神经萎缩主要的、典型的体征就是视乳头苍白,是视神经损害过程的最后阶段。

3. 诊断 由于视网膜的全部信息必须通过视神经传递到大脑,使我们感觉到看见的东西。视神经受损必将导致视力的丧失。轻微的损害可能不影响视力,但是引起对比敏感度和色觉的下降。视神经的严重损伤可引起视力完全丧失和没有光感。视神经部分受损可导致相应部位的视野缺损。在偶然情况下,引起视神经损害的过程在视神经死亡前被消除(例如,压迫视交叉的垂体瘤被摘除或结节病的炎症减退),视功能可能有某种程度的改善。

(1)对视神经萎缩的诊断,通常用检眼镜仔细辨认视乳头的特征性改变,以及用视力表检查视力即可确立。

(2)完全的诊断包括对视乳头特征的辨认,视功能的检查(视力、视野、对比敏感度、色觉等),识别损伤的发病因素,排除引起视力丧失的其他原因(如视网膜因素)。

(3)对于诊断遗传性原因,询问家族史非常重要。患者中毒、药物使用和治疗情况也需要了解。怀疑中毒应该对血液和尿液进行检查。

(4)脑磁共振成像可显示视神经的肿瘤和其他组织结构受压的情况,以及常常伴随视神经炎的多发性硬化的斑块特征。

(5)视觉诱发电位检查,可发现 Leber 氏病早期病例未受影响的眼的异常。

(6)荧光素血管造影可了解视网膜血管的详细情况。

4. 治疗 治疗视神经萎缩的目的是在视神经萎缩之前进行干预,以挽救残留的视功能。这将取决于视神经受损害的原因。例如,控制青光眼的眼压,控制结节病的发展等。

5. 预后 很多视神经炎的患者最终发展为多发性硬化。大多数单纯视神经炎的患者在发作后视力缓慢恢复,即使没有经过治疗。Leber 氏遗传性视神经病变的视力预后很差。

中毒性和营养缺乏性视神经病变,如果早期发现和及时治疗预后较好。例如,烟-酒性弱视患者停止吸烟和酗酒,服多种维生素片,视力可在几个月的时间内逐渐恢复到接近正常。但是,对于长期中毒性和营养缺乏性视神经病变,视力丧失常常是永久性的。

6. 预防 视神经萎缩的很多原因无法预防,但是有一些保护自己的办法。

(1)中老年人要保持身体健康,特别注意控制血压。

(2)戒烟和避免酗酒。

(3)防止面部外伤。多数外伤与汽车交通意外有关,使用安全带有预防效果。

(4)每年进行常规眼科检查,早期发现青光眼和炎症等问题,有助于防止视神经萎缩。

十五、老年低视力

低视力是一种妨碍患者日常活动的视力缺陷,不能为普通眼镜、角膜接触镜、药物或手术所矫正。视力缺陷表现为视力下降、视野缺损、对比敏感度下降、畏光、复视、视物变形、视觉障碍或几种症状的综合。简单地说,低视力就是患者最好的矫正视力,而这种视力不能满足患者日常生活的需要。

盲或低视力皆指双眼而言,若双眼视力不同,则以视力较好的一眼为准。实际上盲与低视力标准并无本质区别,只是分级不同。按视力标准,盲是指双眼中好眼矫正视力 ≤ 0.05,低视力是指 0.05<双眼中好眼矫正视力 ≤ 0.3。

1987 年我国残疾人抽样调查显示,低视力发病率为 0.58%,2006 年的调查结果为 0.85%(孙葆忱主编的《临床低视力学》)。

1. 病因 各种眼部疾病均可引起低视力。出生缺陷、外伤、某些全身疾病和衰老也可导致视力丧失而发生低视力。最常见的原因是老年性黄斑变性、白内障、青光眼和糖尿病性视网膜病变。在所有低视力病例中,老年性黄斑变性几乎占 45%。

我国孙葆忱教授等 2006 年调查的低视力原因为:白内障占 46.9%,视网膜色素病占 12.6%,角膜病占 8.5%,屈光不正占 6.4%,青光眼占 5.6%,视神经病变占 4.7%,遗传或

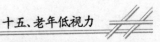

先天眼病占 4.4%,眼外伤占 3.0%,弱视占 2.2%,沙眼占 1.1%,中毒占 0.1%,其他占 2.3%,原因不明占 2.2%。

2. 影响 低视力患者在生理、心理和经济等各方面均发生明显的变化。生活质量明显下降,影响日常活动(如走路、外出、做饭等)和休闲活动(如阅读、看电视、旅游、运动等)。低视力患者丧失工作能力,导致收入下降。这些变化常常使低视力患者出现糊涂、忧伤、担心、焦虑、忧郁等精神症状。此外,低视力患者失去深度觉,容易跌倒和受伤。

低视力老年人面临更为严峻的挑战。有些老年人经济拮据,不得不依靠子女,接受适当的眼科检查和治疗相当困难。低视力老年人的饮食需要特殊照顾,在社会生活中比较孤独。

老年人的低视力通常伴有其他身体残疾,而且随着年龄的增长越来越多。残疾,如听力或认知缺陷,使老年人对于健康指导难以理解。他们对别人说的话听不清楚,需要别人大声和重复,引起很多麻烦。

生理残疾可能影响低视力的老年患者对某些助视器的使用,儿童低视力患者很容易把阅读材料拿到眼前,但这样一个简单动作,对老年人来说十分困难和不舒服。

3. 症状

(1)低视力患者因为视力不好,不能完成日常的任务,戴一般眼镜、接触镜、药物和手术治疗均无改善。低视力患者的症状包括阅读、书写、购物、看电视、开车和辨认人脸非常困难或不可能。很难看清东西和处理眩目。

(2)低视力患者可能在挑选彩色衣服时遇到麻烦。感觉

235

周围的光线不如以前明亮,工作和做家务感到困难。

(3)当面见到亲戚和朋友辨认不出来。

(4)在交叉路口难以辨认交通标志。

(5)有 20%~30% 的视力丧失的患者看到过他们知道根本不存在的栩栩如生的影像,这称为 Charles Bonnet 综合征。非常重要的是认识到这种综合征不是精神缺陷,而是视力丧失表现的一部分。这些影像是大脑为了取代受损害的眼不能产生影像而错误产生的影像。

(6)低视力患者看报纸时有些字消失,以及很难发现掉在地上的小东西。我们的中心视力使我们看到直接想看的物体,而周边视力使我们能够看到眼周边的物体。眼部的某些疾病,如黄斑变性,使患者的中央视野中存在暗点或模糊的区域,而周边视力完好无损。这就意味着患者利用周边视力可以发现地板上的一个很小的纽扣,但当弯腰去捡的时候,中央视野内的模糊区正好挡住纽扣,使纽扣在患者的视线里消失。如果模糊区或盲点很小,患者可能只看到句子或单词的一部分,如果有几个很小的盲点,患者看到的字可能一会儿有,一会儿没有。

(7)最常见的视力丧失类型包括中心视力丧失、周边视力丧失、夜盲、视力模糊和雾视。

4. 诊断 常规眼科检查是为了诊断眼病。而低视力检查集中在为患者配制特殊的眼镜和助视器,以提高患者的残余视力。有时候把低视力检查称为功能性视力评估,评价视功能和评估低视力对日常活动的影响,如看报纸和烹饪。低视力检查之后,低视力专家对患者进行仔细的视力分析,以确定患者的视力改进方法和目标。用望远助视器评估远视力。使用高倍可调焦距显微镜、闭路电视助视器、手持或立式放大镜评估患者的近视力,比如阅读。

一般眼科门诊不能解决低视力患者的问题,只有很少一部分眼科医生的专业是低视力。因此,低视力患者应该到低视力门诊求治。有效的低视力康复需要眼科医生具有评估视功能和为患者配制适当助视器的专业技术。我国设置低视力门诊的医院并不多。

医生在详细询问病史之后,将对患者进行视功能的检查。检查方法要适应患者视力缺陷的实际情况。

(1)视力检查:远视力和近视力检查。低视力患者因为视力很差,可能需要用特殊的视力表进行检查。这种视力表的视标较大,照明光线可以调节。

(2)屈光检查:对每一位低视力患者都要进行仔细的屈光检查。除常规屈光检查之外,还可以用特殊的试镜架,允许患者使用中心注视以外的区域注视,即旁中心注视。

(3)特殊检查:为了全面了解患者的视觉功能,有时需要进行 Amsler 表检查、对比敏感度检查、激光扫描检眼镜检查、视觉诱发电位检查、视网膜电流图检查等。

低视力患者要照顾好自己,保持一定的活动将有助于避免抑郁(常表现为疲劳和缺乏任何兴趣)。如果严重抑郁,应该寻求治疗或心理咨询。

5. 治疗目的 治疗目的应该集中在提高患者在日常生活中的独立能力。同时,对于患者存在的老年性黄斑变性、糖尿病性视网膜病变、青光眼、视网膜色素变性、白内障和外伤性脑损伤等进行治疗。

(1)在生活自理方面要完成的任务

①正确放置生活自理所需要的东西。

②安全进入和离开洗澡间。

③正确地辨认药物。

④糖尿病患者要能够自己测量血糖水平和用胰岛素笔注射胰岛素。

⑤了解和记录进行常规医疗活动的安排。

⑥根据颜色选择要穿的衣服。

⑦发现和辨认放在盘子里的食物。

(2)在食物准备方面要完成的任务

①安全使用煤气炉、微波炉、烤箱、蒸锅和电饼铛。

②阅读食品包装盒上的使用说明和烹饪方法。

③阅读食品营养成分标签。

④正确辨认量杯上的刻度。

⑤安全切开肉和蔬菜。

(3)要完成的书写任务

①能够记录家庭流水账。

②在文件上签字。

③书写信封上的姓名和地址。

④书写个人的注意事项和到超市购买物品的清单。

(4)要完成的功能性任务

①在熟悉和不熟悉的环境中安全行走。

②发现视觉上出现的变化。

(5)要完成的改善居住环境的任务

①把室内光线调整到理想状况,包括顶灯、周围灯和台灯。

②增加关键物体和地面边界与背景的对比度。

③使用各种材料标记常用物品,使其容易被看见或被触觉等其他感觉发现。例如,贴上不同颜色的胶带,贴上不同形状和数量的凸起物等。

④确保室内的均匀照明,亮度要高,但避免眩目,灯光的位置方便移动。

⑤选择最好的照明光源,如节能灯或荧光灯。现在最好的照明光源是二极管灯,照明均匀,不闪烁,惟一的缺点是价钱贵。

6. 帮助低视力患者的策略和方法　有助于低视力患者完成日常任务的策略和方法取决于视力缺陷的严重程度。在家中帮助患者阅读、书写和完成日常生活任务的各种方法和策略如下。

(1)使用大字印刷的读物,如报纸、杂志和书籍。

(2)拨号标识器提供触觉信号,以便低视力患者设置烤箱、微波炉、电饭煲、洗衣机和空调。

(3)自助穿针器,帮助低视力患者穿针时不需要看针眼。

(4)有声书籍,现在有大量书籍放在一张光盘内,在电脑上使用非常方便,以听代看。

(5)能够报时的钟和表,帮助低视力患者准确掌握时间。

(6)使用有长方形刻槽的模板,使低视力患者写字时,不至于靠上或靠下。

(7)用黑粗的标记笔在有粗线的桌子上书写,使患者容易看清字迹和按直线书写。

(8)增加物体和背景的对比度。把牛奶倒入白色的杯子里,再把杯子放在白色的台布上,对比度就非常不好。如果改用黑色的杯子和红色的台布,对比度将得到明显改善。改善对比度使低视力患者容易辨认物体。又如在楼梯的边缘贴上彩色胶带,使低视力患者容易看到,防止跌倒。使用暗色的电灯开关和插座,与浅色的墙壁形成对照,便于低视力患者发现和使用。

(9)电话机、钟表、手机等使用大字体,方便低视力患者阅读。煤气炉和微波炉等也改用大字体标签,对低视力患者有很大帮助。

(10)使用感应电灯开关,有人进入房间时,电灯自动开启,为低视力患者提供方便。

(11)发现和使用"第二最好的注视点"。如果视野的中央被盲点阻挡,找出"第二个最好的注视点"(最好的视网膜位置)会有所帮助。患者应该自己去发现第二个最好的注视点,患者想象要看的物体位于钟面的中央,沿着钟面的数字移动眼球,注意到某个位置时,看到的物体比较清楚,以后在看其他物体时就采用相同的观察方向。

(12)将钥匙和皮夹等常用小东西放在指定地点。把日常使用的杂物减少到最低程度。黑色和蓝色的衣服分开存放等,将大大方便低视力患者的日常生活。

(13)常用电器的按钮和调节盘使用对比明显的标签,如烤箱、微波炉、电饭煲、洗衣机、冰箱等。用标签和橡皮圈标记使用的药物。用安全别针区别颜色类似的衣服等,也将大大方便低视力患者的日常生活。

(14)以听代看,使用电子书和发声读物。使用发声的钟、表、计算器、血糖仪、电脑等,对低视力患者很有帮助。

7.助视器 能够改善低视力患者活动能力的任何一种设备或装置皆被称为助视器。助视器是治疗低视力患者的重要工具,但是必须与康复训练有机结合,方能取得最好的效果。

助视器有两大类:光学助视器和非光学助视器。根据使用情况,助视器又可分为近用助视器和远用助视器。

各种助视器都有国产品,患者在低视力门诊可在医生的帮助下选购。

(1)近用助视器

①阅读器。用于轻度到中度视力丧失的低视力患者的阅读。这种助视器实际上就是使用正镜片(+4～+40屈光度)起放大作用的眼镜。通常使用双焦点镜片,患者用镜片下方阅读,用镜片上方看远处。如果双焦点眼镜的屈光力超过5屈光度,可能影响患者的活动,使用单焦点眼镜可能更方便,一副眼镜阅读,另外一副眼镜看远处。

阅读器超过+4屈光度,往往需要双眼更大的集中能力,容易产生视觉疲劳。为了延长阅读时间,可加基底向内的三棱镜。

阅读器的优点是类似眼镜,不需要手扶,患者容易熟悉和使用(图71)。缺点是需要在很近的距离内阅读,需要训练和练习时间。

②显微镜式助视器。当放大镜的屈光力增加到12屈光

度以上时,需要用显微镜式助视器。显微镜式助视器的视野非常小,只能够采用单眼阅读的方式,而且工作的距离非常近(图72)。

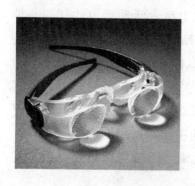

图 71　阅读助视器

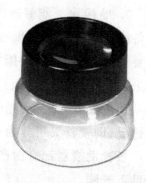

图 72　显微镜式助视器

③手持放大镜。这种放大镜可以充分放大,但是必须把放大镜用手放到适当的位置上。如看报纸,先把放大镜靠近报纸,而后缓慢提高,直到得到最大的放大倍数为止(图73)。

虽然手持放大镜提高的放大倍数比阅读器大,比显微镜式助视器有较大的阅读距离,但是它需要用手控制阅读距离。因此,手持放大镜一般

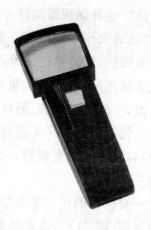

图 73　手持放大镜

仅用于完成短时间的阅读任务,如看商品标签、看说明书等。

④立式放大镜。立式放大镜与手持放大镜类似,不过多了支架,可以放在阅读的材料上,不用手持。与手持放大镜相比,它不需要用手控制距离;与显微镜式助视器相比,有较大的工作距离(图74)。

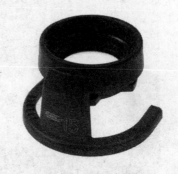

图74 立式放大镜

立式放大镜对于手不灵活的患者非常有用。固定焦距的立式放大镜通常被设计为40厘米的观察距离。患者常常希望使用大于标准屈光度(+2.50)的放大镜,以减少工作距离和获得更大的视野。当患者在放大镜的轴线观察物体时,影像最清楚。离开轴线观察物体,影像常被扭曲,降低阅读质量。

立式放大镜特别适用于视野缩小的青光眼患者和视网膜色素变性的患者。

⑤闭路电视助视器。比其他助视器提供的视野都大得多,是为严重视力缺陷的患者提供的最好阅读工具。闭路电视助视器由电视摄像机、电视机、照明装置和可以移动的文件台组成(图75)。有很多种闭路电视助视器可供患者选择。

(2)远用助视器

①望远镜。低视力患者看6米或更远距离上的物体使

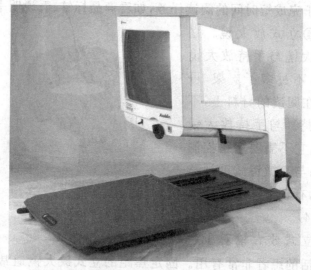

图 75　闭路电视助视器

用的典型工具是望远镜(图 76)。医生预先把望远镜的焦距
调节到远处目标上,瞄准到一束光线可以通过望远镜到达患
者的瞳孔。根据患者的需要把望远镜的倍数调到最低,这样
可以保持最大的视野。

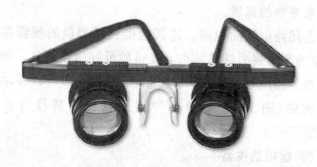

图 76　低视力患者使用的望远镜

244

对望远系统的改进,包括能够调节远、中、近的视力,增加视野和减轻重量,以增加患者观看的范围和使用的频率。

　　有各种专门为低视力患者设计的望远镜,供不同患者选择。

　　②太阳镜。用于减轻眩目和怕光的症状。

8. 注意事项

　　(1)一般来说,较大的放大镜屈光力较弱,而较小的放大镜屈光力较强,这是因为屈光力强的放大镜非常厚,不能做得非常大。通过练习,学会使用放大镜,即使很小,也可以十分有效。如果仍旧感到不方便,可使用放大倍数更高和观察范围更大的带有荧光屏的电子放大器。

　　(2)文具店里卖的放大镜,放大倍数较低,质量也较差。它们并不是为低视力患者专门设计的。如果患者在疾病的早期,视力丧失并不严重,用这种放大镜会有些帮助。疾病严重到成为低视力患者时,这种放大镜作用有限,应该到低视力门诊,请低视力专家配制适当的放大镜或其他助视器。

　　(3)低视力患者使用闭路电视放大器是否会伤害眼睛?不会,即使坐得很靠近荧光屏,也不会伤害眼睛,而且不会发生放射性或其他类型的伤害。但是不能过度使用,长期使用会引起视疲劳而感觉不舒服。患者不宜一次使用时间过长,必要时使用一些润滑眼药水,如人工泪液或重组牛碱性成纤维细胞生长因子滴眼液。

　　(4)为什么低视力患者有时候要使用怪异的头位看东西?正常人使用健康的视觉系统看一个物体,该物体的影像正好投射在黄斑的中央。如果黄斑部受损害,如黄斑变性,患者看到的是物体模糊或不完整的影像,严重影响阅读、书写和其他日常活动。当移动头位,从不同的位置看这个物体,其影像则比较完整和清楚,原因是避开了黄斑部,用没有受到伤害的周边视力看物体。这就需要采取特殊的头位,以比较怪异的方式看东西。

(5)在低视力门诊就诊以后还要看其他眼科医生吗？患者在低视力门诊进行视力康复以后,仍然需要看其他的眼科医生。看什么专业的眼科医生取决于患者患有何种眼病,比如糖尿病性视网膜变性患者需要继续到眼底病门诊治疗,青光眼患者需要继续到青光眼门诊治疗。低视力门诊主要帮助患者维持和改善视力,配制助视器,训练患者使用助视器等。其他眼科医生通过药物或手术治疗帮助维持视力。

(6)低视力患者为什么需要很长的训练时间？低视力的康复是为了把视觉损害降到最低程度,使患者更好和更有效地使用残余视力。重新训练眼睛和大脑用视网膜上新的位置完成细微的活动是一项非常复杂的任务,相当于在患者的生物电脑中安装新的软件和程序。患者需要学会用新的自动系统去进行活动。训练内容很多,包括认识和注视训练,如训练患者注视远距离和近距离目标;视觉追踪训练,如训练追踪移动的目标;视觉辨认训练,如训练辨认不同的物体;视觉搜寻训练,如按数字顺序练习扫描。患者学会这些技能之后,将会熟练地使用助视器,较少困难地进行日常的活动。